recettes pour conserver Un cœur en forme

ÉDITIONS S.A.E.P. 68040 INGERSHEIM - COLMAR

Signification des symboles accompagnant les recettes

 Préparation très simple

 Préparation facile

 Préparation élaborée

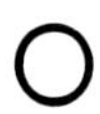 Peu coûteuse

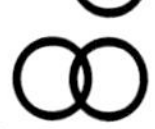 Raisonnable

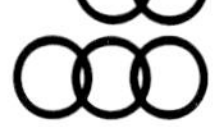 Coûteuse

Les maladies cardiaques sont, dans la très grande majorité des cas, liées à l'athérosclérose et à ses complications (infarctus du myocarde et angine de poitrine). Mais sous le terme générique de maladies cardiovasculaires (pour les pathologies touchant le cœur et non les vaisseaux) se retrouve indistinctement englobée toute une série de pathologies dont les causes sont variables et très différentes : l'insuffisance cardiaque, les troubles du rythme et de la conduction cardiaque sans lien avec la nutrition.

La tendance à mélanger les facteurs de risque et les maladies est facile. Or chaque maladie est la conséquence de facteurs de risque qui lui sont propres, et la plupart ont peu à voir, au moins directement, avec l'alimentation.

L'âge constitue un paramètre important : par exemple, l'athérosclérose des vaisseaux du cerveau débute souvent plus tard au cours de la vie que celle des vaisseaux du cœur. De ce fait, l'infarctus cérébral lié à l'athérosclérose survient en partie plus souvent chez ceux qui ont survécu à la maladie coronaire !

Pour l'année 1996, les chiffres officiels de l'INSERM montrent que, tous âges confondus, 9,4 % des hommes et 8,2 % des femmes sont décédés à la suite de cardiopathies ischémiques. Pour la tranche d'âge 25-60 ans, les chiffres sont de 6,6 et de 2,2 %. D'autres pathologies sont donc à incriminer.

Nous allons au cours de cet ouvrage découvrir les différentes pathologies qui peuvent toucher un organe indispensable à la vie : notre cœur.

Nous dénoncerons de nombreuses idées reçues et essaierons de dégager quelques lignes directrices de prévention relative aux pathologies pouvant le toucher.

Loin des dogmes et des discours de marketing, nous nous efforcerons de trouver des solutions simples et pragmatiques, des trucs et astuces et, bien sûr, toute une série de recettes, nous permettant de mettre en œuvre des conseils au quotidien de façon « gastronomique » et de garder un cœur en forme.

La nutrition ne doit pas être triste si elle veut être vécue pleinement chaque jour !

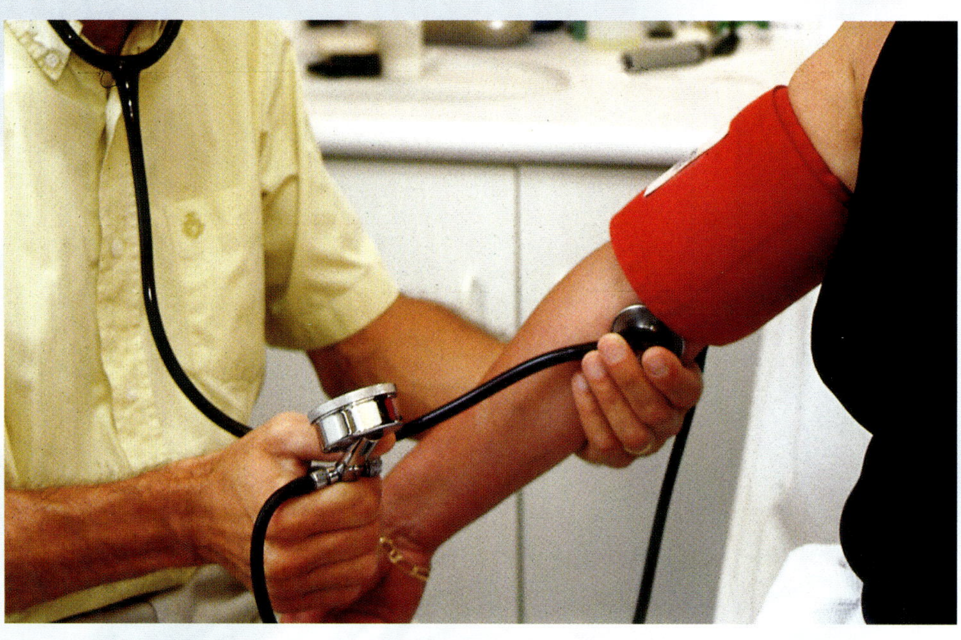

Les maladies cardiovasculaires : un seul nom pour une grande diversité de pathologies.

L'HYPERTENSION ?

« 14-9 ! » Ces chiffres-là, ou d'autres encore, vous les avez entendus maintes fois, assortis d'un commentaire rassurant de votre médecin, voire si nécessaire d'un conseil ou d'une prescription... Ils veulent dire que votre pression artérielle systolique (le chiffre le plus élevé) est de 140 mm de mercure (en pratique, pour aller plus vite, on parle en centimètres et on dit 14) et votre pression artérielle diastolique (le chiffre le plus bas), de 90 mm de mercure (on dit 9).

La tension artérielle est considérée comme normale si la pression systolique est inférieure ou égale à 14 et la pression diastolique, inférieure ou égale à 9. Au-dessus, on est considéré comme « plus ou moins » hypertendu en fonction des chiffres. Mais la tension varie d'un jour à l'autre et même d'un moment à l'autre de la journée : il faut donc toujours confirmer la réalité de l'hypertension par différentes mesures faites à plusieurs semaines d'intervalle.

La tension monte « normalement » avec l'âge : selon les estimations, de 20 à 50 % des plus de 60 ans seraient concernés par l'hypertension... Les médicaments sont alors souvent nécessairement prescrits.

Mais, en dessous d'un certain seuil, une alimentation adaptée peut suffire. Et elle constitue en tout cas une aide appréciable au traitement, quand celui-ci est requis. *Faire attention à ce que l'on mange permet de contrôler sa tension avec succès en respectant quelques conseils !*

POURQUOI COMBATTRE L'HYPERTENSION ?

Toutes les hypertensions méritent d'être traitées, car elles constituent un facteur de risque de maladie cardiovasculaire. Avec l'âge, il s'agit même sans doute du facteur de risque le plus important (devant le tabac, l'alcool, l'obésité, le diabète, le cholestérol...). Si à 25-30 ans une hypertension légère s'accompagne de 10 % de risques d'avoir un accident cardiovasculaire, à 65-75 ans, avec la même hypertension légère, il y a 30 % de risques. Soit trois fois plus... et donc une sérieuse raison de s'en préoccuper. Chez les personnes âgées, ce sont essentiellement les accidents vasculaires cérébraux (les fameux AVC) et l'insuffisance cardiaque qui sont les plus fréquemment rencontrés.

À cela s'ajoutent deux conséquences bien réelles de l'hypertension. L'une est connue depuis longtemps : c'est la diminution de la qualité de la vie. L'autre fait l'objet de recherches plus récentes : c'est la détérioration des fonctions cérébrales. L'hypertension tend à entraîner une diminution des capacités cognitives, avec des lacunes et des « trous » de plus en plus sensibles... et pénibles à vivre.

COMMENT SE TRAITE L'HYPERTENSION ?

Si les médicaments sont souvent indispensables (il s'agit d'atteindre un point d'équilibre, sans excès de traitement), des mesures hygiéno-diététiques devraient toujours être mises en œuvre : une alimentation choisie, des exercices physiques réguliers (non agressifs), une perte de poids si nécessaire, une diminution de la consommation alcoolique et tabagique.

Deux recommandations nutritionnelles majeures méritent d'être envisagées :

• Des aliments globalement peu salés. Il y a quelques années, on était très strict. On en est revenu, car les restrictions en sel n'ont pas les mêmes effets d'un individu à l'autre. Au total, seulement un tiers environ des personnes concernées serait sensibles au sel... Pour cela, il suffit de faire un test, avec une semaine de régime hyposodé pour savoir si la tension peut baisser par ce moyen. Les diabétiques, par exemple, y réagissent mieux.

La tendance générale est à la modération. Les recommandations visent à limiter les apports sodés à 5-6 g de sel par jour. Si l'efficacité propre de la restriction en sel est modeste, elle peut permettre de diminuer légèrement la tension et par contre d'augmenter les effets des médicaments anti-hypertenseurs. On gardera par contre la plupart des aliments salés, comme le pain ou les fromages. On salera modérément les plats ou les eaux de cuisson. On préférera goûter les plats avant de les (re)saler systématiquement...

• Davantage de calcium et de produits laitiers. Des études scientifiques soulignent le rôle favorable du calcium laitier vis-à-vis de la pression artérielle. On a ainsi observé dans divers groupes de population que les personnes qui avaient des apports calciques plutôt faibles avaient souvent une tension artérielle plus élevée que les autres. Enfin, des travaux récents montrent que l'on peut notablement faire baisser la tension par une alimentation riche en produits laitiers, en fruits et en légumes...

L'ATHÉROSCLÉROSE ET SES COMPLICATIONS (infarctus du myocarde et angine de poitrine)

Les lipides (les graisses) ont trop souvent injustement été condamnés avec des arguments basés sur des connaissances scientifiques simplistes, voire abusivement simplifiées, associés à la recherche de formules à l'emporte-pièce, faites pour frapper les esprits. En pathologie, notamment cardiovasculaire, les graisses constituent bien souvent le bouc émissaire, pas toujours de façon justifiée...

Les lipides : indispensables à la vie !

En effet, sans lipides, la vie est strictement impossible, ne serait-ce qu'en raison de l'obligation de trouver dans les aliments les Acides Gras Essentiels (AGE, nommés, lors de leur découverte, vitamine F : ce qui n'est plus le cas actuellement) pour assurer l'élaboration, le maintien et le fonctionnement des membranes des cellules. D'autre part, sans graisses, la vie serait triste, car elles contribuent très largement au goût des aliments.

Un sondage SOFRES (réalisé en 1998) a illustré l'ignorance des réalités pour ce qui concerne les lipides, leurs implications dans les maladies cardiovasculaires, leur mise en exergue dans le célèbre « régime méditerranéen ». Ce sondage a été réalisé auprès de 696 sujets (âgés de 25 à 60 ans représentatifs de la population française) et auprès de 192 médecins généralistes (représentatifs de leur profession). Les réponses aux questions posées ont souvent de quoi surprendre !

Ainsi, il y aurait des huiles plus légères que d'autres, le beurre serait plus calorique que la margarine... Le moins que l'on puisse dire est que « tout ne baigne pas dans l'huile » car ces réponses sont bien entendu fausses, mais circulent encore grandement dans l'esprit du grand public...

Alors, quelles vérités faut-il rétablir, quelles erreurs faut-il corriger ? Quels conseils appliquer ? Que retenir pour assurer une « bonne santé à son cœur » ?

DÉCÈS, MALADIES CARDIOVASCULAIRES ET ATHÉROSCLÉROSE

Toujours selon le sondage SOFRES, la place de la mortalité cardiovasculaire est souvent surévaluée : 55 % des médecins interrogés et 53 % des « patients » la place en première position. Dans le même temps, ils sous-évaluent la place des cancers ; seuls 15 % des médecins et 22 % des patients les citent comme première cause de mortalité.

En fait, jusqu'à 75 ans, chez les femmes, le cancer se trouve en tête (celui du sein, mais aussi celui de l'intestin), les maladies cardiovasculaires concernent celles qui sont plus âgées. Globalement, chez les hommes, les morts violentes (accidents, suicides) dominent entre 35 et 44 ans ; entre 45 et 79 ans, ce sont les tumeurs qui sont les plus tueuses (avec, en premier lieu, celles du poumon) ; c'est après 80 ans que les maladies cardiovasculaires arrivent en tête…

LES FACTEURS DE RISQUE

Si les facteurs alimentaires font l'objet des chapitres suivants, il est utile de rappeler que les maladies cardiovasculaires sont multifactorielles : elles ont différentes origines.

Certains de ces facteurs de risque, comme la cholestérolémie, sont modifiables par des interventions touchant au mode de vie, en particulier à l'alimentation, d'autres, comme le sexe ou le terrain génétique, ne le sont pas.

Le premier facteur, pour lequel la prévention est impossible, est l'âge. C'est après 80 ans que les maladies cardiovasculaires arrivent en tête… Mais la mortalité coronarienne (c'est-à-dire due à l'obstruction des artères par des dépôts graisseux où le cholestérol joue un rôle) n'est pas la principale cause de décès par maladie cardiovasculaire chez les personnes âgées, chez qui les taux de cholestérol ont d'ailleurs peu à voir avec la mortalité globale, cardiovasculaire ou même coronarienne.

Le deuxième facteur est génétique. Or les gènes n'ont pas un effet fixe ; ils modulent l'apparition de la maladie, mais aussi la réponse aux thérapeutiques diététiques et/ou médicamenteuses. Ainsi, des facteurs nutritionnels, les acides gras ou le cholestérol, par exemple, auront des effets différents en fonction des gènes des différents individus. Réciproquement, les mêmes gènes peuvent avoir un effet face à un certain type d'alimentation et un autre effet face à une alimentation différente. Et là, les choses se compliquent notablement… Ainsi, un meilleur dépistage des familles à risque génétique serait indispensable. Les spécialistes estiment en effet que, sans traitement, 8 à 10 % des patients génétiquement à risque ayant développé un accident vasculaire en auront un autre l'année suivante et que 25 % auront un pontage ou une angioplastie dans les six mois. Enfin, dans les cinq ans, 11 % mourront de leur affection cardiovasculaire.

Au niveau génétique, les hommes sont aussi plus à risque que les femmes. Chez la femme, le pic du taux de mortalité par maladies cardiovasculaires se situe tard dans la vie : entre 80 et 95 ans. Il s'agit plus souvent d'accidents vasculaires cérébraux que d'infarctus. La protection naturelle des hormones féminines contre les maladies cardiovasculaires agit jusqu'à la ménopause. En effet, la mortalité cardiovasculaire, qui est deux à cinq fois moins élevée chez les femmes non ménopausées que chez les hommes de même âge, devient progressivement similaire dans les deux sexes à partir de 60 ans.

Concentrons-nous sur les autres facteurs « coupables » à incriminer et qui peuvent être corrigés :

– la sédentarité est associée à un risque cardiovasculaire accru (relation avec la pression artérielle, les paramètres lipidiques, l'insulinorésistance…). Les recommandations sont de 30 minutes de marche rapide par jour ;

– l'alcoolisme ;

– le diabète. À titre d'exemple, un homme de 40 ans ayant comme seul facteur de risque le diabète a une probabilité de faire une maladie cardiovasculaire dans les dix ans multipliée par deux par rapport au non-diabétique. Chez la femme, cette probabilité est multipliée par trois ;

– l'obésité. Elle favorise l'apparition de nombreux autres facteurs de risque cardiovasculaire (HTA, diabète, dyslipidémie...). Ce risque est d'autant plus important que l'obésité prédomine au niveau abdominal (tour de taille élevé avec syndrome d'insulinorésistance) ;

– le tabagisme. En ce qui concerne les maladies cardiovasculaires, environ 40 % chez les hommes et 11 % chez les femmes sont attribuables au tabac. Étant donné l'évolution de la consommation du tabac au cours des décennies précédentes, notamment chez les femmes (le tabagisme concerne aujourd'hui 60 % des jeunes de 18 à 25 ans dans les deux sexes), l'épidémie des maladies liées au tabac est à venir : des projections à 2025 prévoient 165 000 décès prématurés annuels directement imputables au tabac avec une multiplication par deux des décès masculins et par dix des décès féminins par rapport à la situation actuelle. On estime qu'après cinq et dix ans d'arrêt, le risque de décès prématuré par maladie ischémique du cœur est diminué de moitié par rapport à celui d'un fumeur qui aurait continué. Le risque relatif du fumeur par rapport au non-fumeur est de 1,5 pour les accidents vasculaires cérébraux, de 4 pour l'infarctus du myocarde. Après un infarctus, les patients qui continuent à fumer ont un taux de réinfarctus et de mortalité trois fois plus élevé que les non-fumeurs ;

– l'hypertension (première cause de consultation en France chez le généraliste). Le risque est multiplié par dix pour un accident vasculaire cérébral et par quatre pour un accident coronarien ;

– une augmentation de la cholestérolémie totale et un cholestérol-LDL élevé. Classiquement, il est admis qu'une augmentation de 0,5 g/l induit un doublement de la mortalité par maladie coronaire. Des études ont en effet montré que seules 20 % des personnes qui ont un cholestérol élevé développent une maladie coronarienne. Le facteur LDL est donc déterminant dans le risque. À titre d'exemple, un homme de 40 ans ayant comme seul facteur de risque une hypercholestérolémie (à 2,60 g/l) a une probabilité de faire une maladie cardiovasculaire dans les dix ans multipliée par 1,4 par rapport au sujet ayant un cholestérol normal. Chez la femme, cette probabilité est multipliée par 1,4 également. Cet homme ou cette femme de 40 ans ayant un cholestérol HDL bas (0,35 g/l) voit sa probabilité de faire une maladie cardiovasculaire dans les dix ans multipliée par 1,8.

Ces recommandations de prise en charge vont dans le sens des objectifs du Programme national nutrition santé (PNNS), où figurent les préconisations suivantes :
– réduire de 5 % la cholestérolémie moyenne des adultes ;
– réduire de 10 mm de mercure la pression artérielle systolique des adultes ;
– augmenter l'activité physique journalière.

La première prévention passe donc par une suppression de ces facteurs de risque en maigrissant, en arrêtant de fumer, en traitant son hypertension, en restreignant sa consommation d'alcool et en bougeant.

Le facteur alimentaire lipidique est souvent incriminé de manière exagérée alors qu'il n'est qu'un facteur de risque parmi d'autres et un facteur nutritionnel parmi de nombreux autres également. Alors, veiller à une meilleure alimentation, oui ! mais pas seulement et non pas en croyant qu'une simple substitution de l'huile habituellement consommée par de l'huile d'olive est suffisante.

LA VÉRITÉ SUR LES GRAISSES

Pour les trois quarts des consommateurs interrogés, il existerait des huiles plus légères que d'autres et, pour 40 % des médecins, la teneur en lipides de toutes les huiles n'est pas équivalente ! Erreurs de taille, car les huiles alimentaires sont toutes formées de triglycérides (100 % lipides) dont la digestibilité (c'est-à-dire la capacité de digestion par l'intestin) est globalement équivalente. Leurs valeurs caloriques sont donc identiques (90 kcal pour une cuillère à soupe de 10 g). Seul un publicitaire mal informé a pu vanter une huile plus légère que les autres. Quoi qu'en pensent les médecins généralistes ou la population, ni l'huile de tournesol ni celles d'olive ou de pépins de raisin ne sont moins riches en lipides que les autres. Et certaines huiles ne « font pas des frites plus légères » que d'autres...

De plus, sauf processus pathologique ou excès alimentaire considérable, les graisses ne se retrouvent pas dans les fèces (à l'exception de l'huile de paraffine, qui, elle, est non digérée).

D'après le sondage, seulement un médecin sur deux et à peine deux patients sur dix savent que les apports lipidiques et caloriques du beurre et de la margarine sont similaires. Pour mémoire : une noix de beurre ou de margarine (10 g) apporte 74 kcal.

Remarque : l'impression de « mauvaise digestion » de certaines matières grasses n'est souvent que la conséquence du ralentissement du temps de la vidange de l'estomac. Les graisses font que l'estomac se vide moins vite de son contenu et entraînent ainsi une impression de lourdeur.

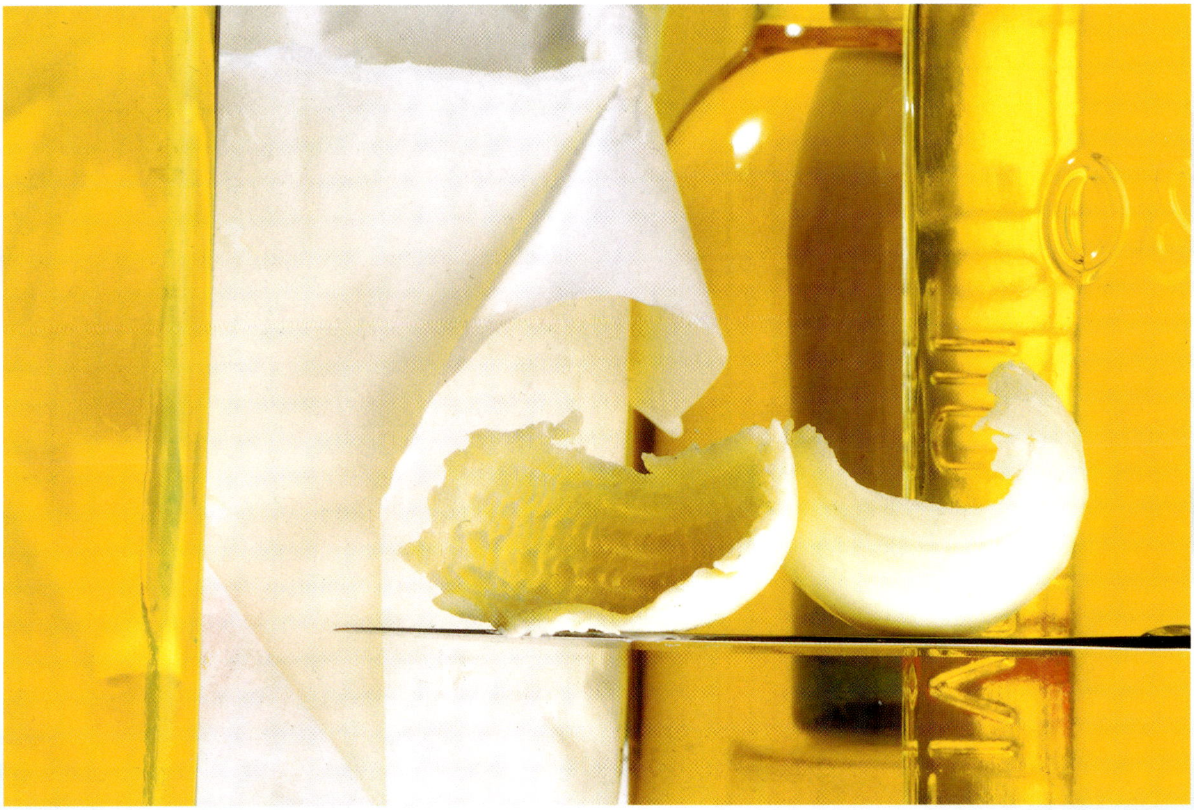

Le cholestérol : un bouc émissaire souvent pointé du doigt !

Le cholestérol ayant été incriminé pour tout, il est donc logique que 91 % des Français pensent qu'il est utile de connaître leur cholestérolémie (ils sont huit sur dix à déclarer être prêts à se mettre au régime sans en parler à leur médecin). D'après certaines enquêtes, 25 à 30 % des personnes âgées suivraient un régime : sans sel, sans sucre, sans cholestérol… Si les régimes prescrits sur avis d'un spécialiste sont bien sûr toujours justifiés, les régimes « autoprescrits » peuvent avoir des conséquences fâcheuses sur la santé. Les gens pensent qu'il y a deux molécules (en fait deux sous-fractions du cholestérol) différentes, l'une bonne (HDL) et l'autre mauvaise (LDL). Ils ignorent, bien souvent, que ce n'est pas le cholestérol qui est mauvais, c'est son accumulation, en particulier dans les artères.

Mais, dans le même temps, ils ignorent que les quatre cinquièmes du cholestérol présent dans l'organisme humain sont fabriqués par lui-même (au niveau du foie). Le cholestérol alimentaire n'est donc que modestement impliqué, d'autant que sa digestibilité diminue pour de fortes quantités alimentaires consommées. Globalement, l'augmentation de la quantité de cholestérol apporté par les aliments diminue la synthèse par le foie. Ce qui n'empêche pas de trop nombreux médecins (près d'un médecin sur deux) de prescrire un régime sans cholestérol chez un sujet sans antécédent coronarien et dont la cholestérolémie est de 2 g/l (voire moins !). Ils sont même un sur quatre à penser qu'un tel régime est utile après 70 ans (tout comme six Français sur dix)… alors que c'est une erreur ! Sans antécédent, il n'y a plus de lien entre une hypercholestérolémie et des maladies cardiovasculaires après cet âge. La prévention est à envisager avant. Débuter une prévention tardivement n'a pas de résultats car la personne sera, malheureusement, décédée avant de développer une quelconque pathologie cardiovasculaire. Après 75 ans, le manque d'intérêt pour la nourriture et la malnutrition sont sans doute des dangers bien plus importants.

Les rôles du cholestérol

Schématiquement, l'organisme humain en état normal de fonctionnement possède 145 g de cholestérol, dont environ 8 g dans le sang (ce qui représente seulement 5 % de la quantité totale). L'alimentation standard et moyenne apporte chaque jour environ 500 à 600 mg de cholestérol, mais 250 mg seulement sont absorbés. Le corps en fabrique donc environ 700 mg (pour information : 100 g de rognons en apportent 375 mg, un steak 100 mg ou un œuf environ 250 mg, une portion de camembert 25 mg ou une noisette de beurre 12 mg), avec à peu près la même efficacité quel que soit l'âge. L'alimentation et la synthèse fournissent donc approximativement 1 g de cholestérol par jour.

1. Un quart (soit 250 mg) est nécessaire pour la synthèse dans le foie des acides biliaires, qui assurent une digestion normale. Sans cholestérol, pas de sels biliaires, et toutes les graisses sont alors indigestes !

2. De multiples hormones indispensables à la vie sont fabriquées par le corps humain à partir du cholestérol. Sans cholestérol, pas d'hormones stéroïdiennes, par exemple, et donc pas de sexe car ces hormones sont les hormones sexuelles !

3. La solidité du squelette nécessite des aliments riches en calcium, mais aussi de la vitamine D. Sinon des pathologies de carence peuvent apparaître : le rachitisme d'une part et l'ostéoporose d'autre part. Or la fabrication de cette vitamine au niveau de la peau (sous action des rayons UV) se fait grâce au cholestérol. Sans cholestérol, donc, un corps rabougri !

4. Le cholestérol constitue une substance absolument vitale. Il représente, par exemple, 10 % du poids sec du cerveau humain, où il participe notamment à la structure de la myéline (une « gaine isolante » qui entoure nos nerfs). Il entre également dans la structure, et donc la fonction, de presque toutes les membranes cellulaires.

UNE CIBLE PARTICULIÈRE : LES SENIORS

Chez beaucoup de personnes âgées, le risque supposé est aussi aggravé par le « battage médiatique » sur les graisses et le cholestérol : messages trop bien entendus par cette tranche de la population, très préoccupée par sa santé et parfaitement consciente que le risque de maladie chronique augmente avec l'âge. S'il est vrai que les régimes hypocholestérolémiants peuvent avoir un effet bénéfique chez les sujets à risque jeunes ou d'âge moyen, leur bien-fondé chez les sujets plus âgés est pour le moins aujourd'hui controversé.

Si les régimes pauvres en graisses et en cholestérol sont destinés à faire baisser le taux de cholestérol sanguin et le risque cardiovasculaire qui lui est associé, les bases de cette approche nutritionnelle reposent sur des études effectuées chez des sujets d'âge moyen. À ce jour, aucune étude à long terme – médicamenteuse ou nutritionnelle – n'a été réalisée chez des sujets de plus de 65 ans en bonne santé. Des recherches ont même montré que, si le cholestérol total était un excellent marqueur du risque coronarien chez des sujets d'âge moyen, c'était un piètre indicateur chez la personne âgée. Une étude récente a suivi, pendant quatre ans, 997 sujets de plus de 65 ans, sans montrer de relation évidente entre le taux de cholestérol sanguin et la mortalité – qu'elle soit coronarienne ou totale – chez les plus de 70 ans.

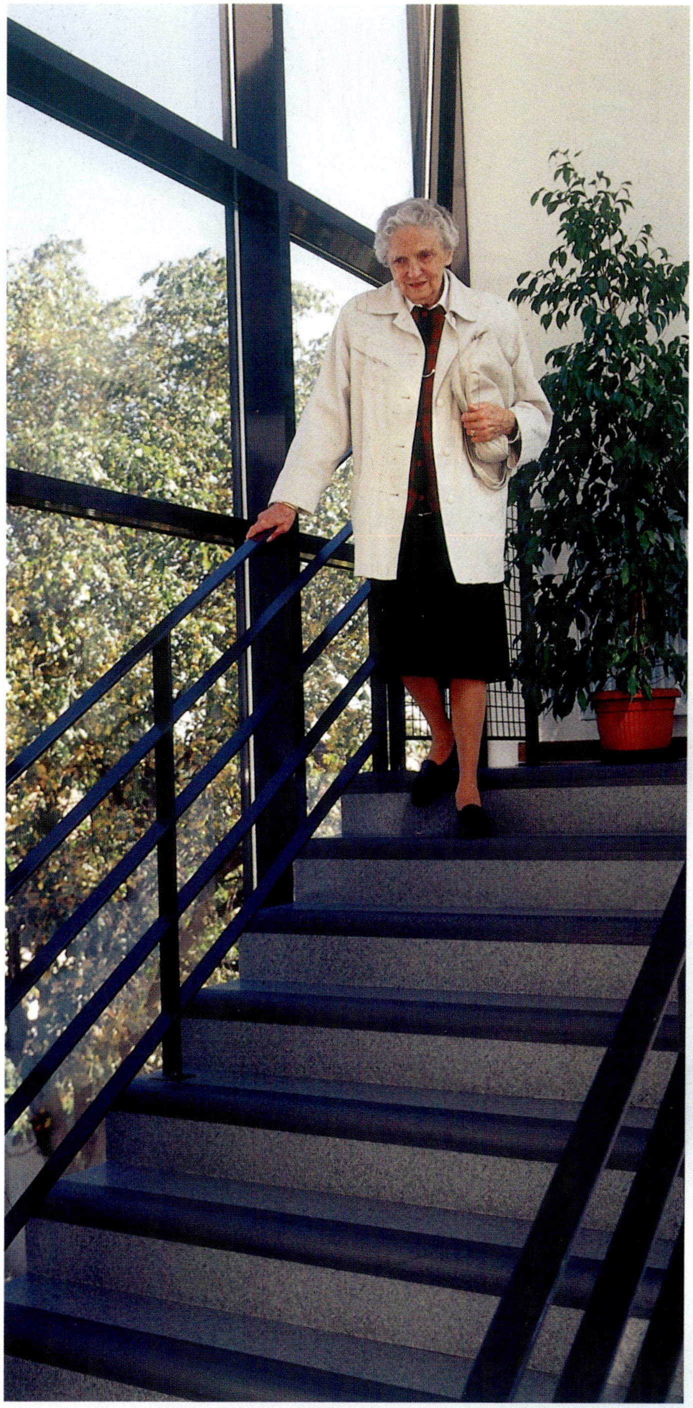

D'autres études ont montré que, chez la personne âgée, le taux de cholestérol HDL (le bon cholestérol) était un bien meilleur prédicteur du risque que le taux de LDL (le mauvais cholestérol). Le taux de cholestérol HDL est même positivement associé à un meilleur taux de survie, quel que soit l'âge.

Or une des conséquences malheureuses des régimes pauvres en graisses est que, bien souvent, les calories apportées par les lipides (graisses) sont remplacées par des calories provenant de glucides simples (sucres et produits sucrés). Ce qui peut conduire à une élévation du taux des triglycérides plasmatiques, d'où une baisse du taux de cholestérol HDL.

Les régimes pauvres en lipides et riches en glucides simples ont aussi pour effet d'augmenter le nombre de particules LDL, plus petites et plus denses, donc plus oxydables, qui sont alors encore plus athérogènes (favorisant ainsi un dépôt accentué de cholestérol dans les parois des vaisseaux). Généralement, dans ces régimes, ce sont les aliments hypercaloriques (riches en énergie) qui remplacent des aliments certes riches en graisses mais de bonne densité nutritionnelle. Avec le risque que des apports excessifs en glucides simples perturbent la balance énergétique et conduisent à l'obésité, autre facteur de risque coronarien. La consommation d'aliments hypercaloriques mais à densité nutritionnelle faible peut également entraîner une diminution des apports en nutriments susceptibles de réduire le risque coronarien. Citons par exemple les vitamines anti-oxydantes (qui diminuent la formation de LDL denses), les vitamines B9 et B12 (qui réduisent le risque associé à une augmentation du taux d'homocystéine dans le sang) et d'autres vitamines et minéraux qui pourraient jouer un rôle dans la régulation du métabolisme du cholestérol et de la pression artérielle...

Les graisses ne doivent donc pas être supprimées de l'alimentation des personnes âgées. Elles améliorent les qualités gustatives des aliments, de même qu'elles fournissent des acides gras et des vitamines (A, D, E...) indispensables à l'organisme. Plutôt que de restreindre les matières grasses, il est conseillé d'en varier les apports : huile, beurre, crème...

En conclusion, d'une manière générale, les régimes alimentaires ne devraient pas être trop restrictifs chez la personne âgée. Ils ne devraient jamais se faire sans avis d'un professionnel de la nutrition et, sauf exception, devraient être limités à certaines pathologies comme le diabète, les allergies alimentaires ou les maladies rénales. Toute modification du régime alimentaire chez la personne âgée doit tenir compte de ses capacités physiologiques, psychologiques, sociales et économiques tout en s'assurant que les besoins nutritionnels sont couverts. Sans oublier que le plaisir de manger et la convivialité contribuent à la qualité de la vie, même à un âge avancé.

Il existe aujourd'hui assez de preuves pour affirmer qu'une bonne alimentation peut sans conteste promouvoir vitalité et autonomie chez la personne âgée, alors qu'une alimentation déséquilibrée peut retarder la guérison, augmenter le coût et le nombre de placements en institution et réduire la qualité de vie. Il n'y a pas d'âge pour bien se nourrir, et il est essentiel que les personnes âgées comprennent que leur qualité de vie dépend de la qualité de leur alimentation.

ET LE FAMEUX « RÉGIME » CRÉTOIS OU MÉDITERRANÉEN ?

Le contexte

La Méditerranée n'est pas un régime ni, pour employer ce mot dans son sens franglais dévoyé mais qui dit bien ce qu'il veut dire, une « diète » ou un « régime » ! L'idée répandue par la publicité d'un seul et unique modèle immuable construit sur la consommation d'huile d'olive, de fruits et de légumes est singulièrement réductrice.

Le « modèle de consommation » alimentaire traditionnel du bassin méditerranéen (essentiellement en Crète, en Grèce continentale et dans le sud de l'Italie) associait une consommation quotidienne d'huile d'olive, un apport élevé en légumes, fruits, noix, céréales, modérément élevé en poisson, faible à modéré en produits laitiers, faible en lipides saturés, en viande et en volaille, et les sucreries n'étaient consommées qu'une fois par semaine. Cette alimentation simple s'accompagnait d'une consommation régulière et modérée de vin et d'une activité physique quotidienne.

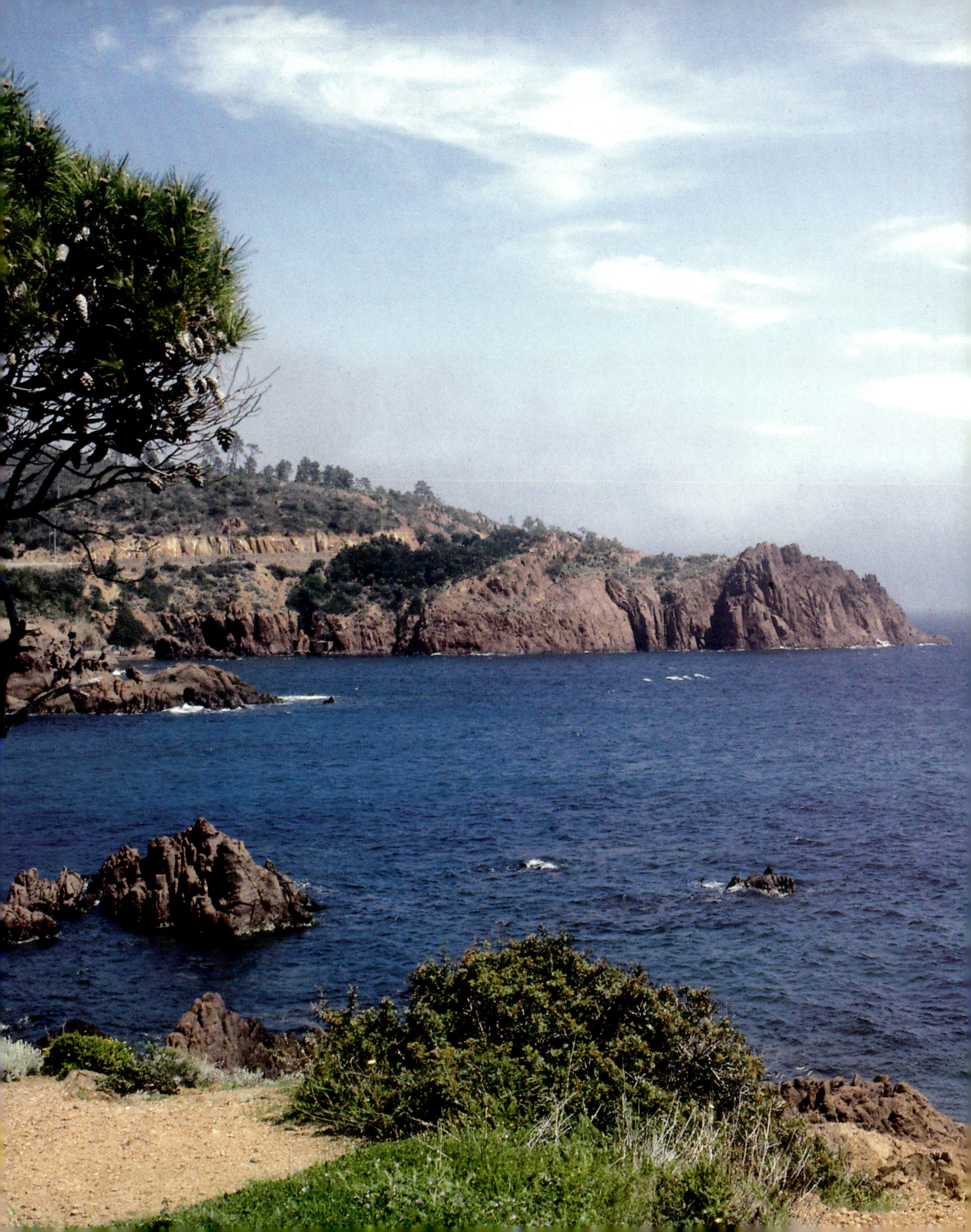

Mais cette approche n'est plus celle actuelle de la plupart des habitants de cette vaste zone géographique. Les taux de mortalité par maladies cardiovasculaires dans ces populations sont actuellement proches de ceux de la majorité des pays industrialisés. Les comportements alimentaires traditionnels ont, en effet, nettement changé au cours du XXe siècle.

Cependant, de nombreuses études ont réellement montré qu'un tel comportement alimentaire semblait s'associer à une diminution de la morbidité cardiovasculaire. Une étude récente de grande ampleur (22 043 sujets de 20 à 86 ans suivis pendant une durée moyenne de 44 mois) menée en Grèce vient confirmer de nouveau cette prévention.

Durant cette période, 275 décès sont survenus. Un bon suivi du modèle d'alimentation méditerranéen s'est associé à une réduction de la mortalité globale et des mortalités par maladie cardiovasculaire et par cancer (après ajustement des facteurs de risque connus comme l'âge, le sexe, l'indice de masse corporelle, le niveau d'activité physique et le tabagisme).

Toutefois, sans vouloir minimiser l'importance de ce travail, il faut souligner qu'il est notamment possible que l'adhésion à ce type d'alimentation, dans un pays relativement occidentalisé comme la Grèce, s'accompagne d'autres particularités du mode de vie non prises en compte dans ce travail. En outre, les causes exactes de cette diminution de la mortalité ne sont pas précisées. De plus, aucune corrélation n'a pu être mise en évidence entre la consommation d'un aliment donné et la mortalité. C'est ainsi qu'une augmentation de 20 g de la quantité d'huile d'olive absorbée par jour ne s'est accompagnée que d'une baisse non significative de 4 % de la mortalité... On peut donc imaginer qu'aucun de ces aliments n'ait de vertu particulière, mais qu'en fait c'est la consommation excessive de graisses animales contenues dans le régime standard occidental qui est délétère pour la santé.

Pour explorer ces liens, pourquoi ne pas partir de la sobriété tant vantée du « régime crétois » ? Un régime frugal et plein de tempérance, sans doute, dû d'abord à la nécessité. Car, si la Méditerranée est depuis bien longtemps terre d'hospitalité, elle a, entre autres vicissitudes, connu la pauvreté aggravée ici ou là par l'oppression. Elle n'ignore pas la difficulté, qu'elle prenne la forme du pillage, de la sécheresse ou des pluies désastreuses. Mais elle a l'art de faire du manque une vertu. « Les herbes sauvages, fenouil, poireaux... apaisent notre fringale », dit un chant corse. Jusqu'à la Seconde Guerre mondiale, la sous-alimentation a été un phénomène récurrent. Ce n'est pas une injure aux peuples qui bordent la Méditerranée, mais certaines « qualités » aujourd'hui admirées par les Occidentaux surnourris sont aussi liées à des déterminismes historiques de carences !

Un mécanisme simplificateur attribue alors le bénéfice de ce « régime » exclusivement à l'huile d'olive. Or celle-ci ne saurait en expliquer la totalité, ne serait-ce que parce que cette huile ne fournit que 2 % environ des calories dans la ration alimentaire des Français. Cette quantité est trop faible pour tout expliquer ; pour agir en quantité si restreinte, il faudrait qu'elle recèle une « substance active » (comme l'huile de poisson, qui est riche en oméga 3), mais il y a sans doute longtemps qu'elle aurait dû être découverte. L'acide oléique qu'elle contient (comme de multiples autres aliments) est certainement intéressant, sinon obligatoire, mais non suffisant à lui seul. En outre, il est à noter que sa consommation diminuerait la consommation d'autres graisses, notamment animales, et c'est cet effet qui est sans doute plus intéressant.

Donc, dans le bénéfice nutritionnel de ce comportement alimentaire méditerranéen, d'autres aliments sont obligatoirement concernés. Ce sont, en particulier, ceux qui apportent certaines vitamines : B6, B9 et B12, capables de diminuer l'homocystéinémie du sang et donc de réduire le risque de maladie cardiovasculaire. Car l'hyperhomocystéinémie constitue un facteur de risque réel des maladies cardiovasculaires indépendant d'athérosclérose et de thrombose.

L'hyperhomocystéinémie

L'homocystéine est un acide aminé intermédiaire formé au niveau des cellules à partir de la méthionine (acide aminé indispensable apporté par l'alimentation). En excès dans le sang, l'homocystéine a un effet toxique sur la paroi des vaisseaux et favorise la coagulation intravasculaire.

Deux mécanismes servent donc à l'éliminer :

– la reméthylation en méthionine en présence de cofacteurs (vitamine B9 ou B12, bétaïne ou choline) ;
– la transformation en cystéine en présence de vitamine B6.

Les hyperhomocystéinémies peuvent être d'origine génétique (d'où des déficits enzymatiques) ou nutritionnelle : carences en vitamines B6, B9 et B12, l'alcoolisme et certaines carences en protéines. Les deux origines sont souvent associées (l'insuffisance rénale est aussi une cause d'hyperhomocystéinémie).

Lorsque le métabolisme d'élimination de l'homocystéine est altéré, celle-ci s'accumule dans les cellules puis est rejetée dans le sang. Il existe une corrélation étroite entre un taux sanguin élevé d'homocystéine et la mortalité cardiovasculaire. Dans le cas extrême de l'homocystéinurie, une maladie métabolique au cours de laquelle l'homocystéine est si concentrée dans le plasma qu'elle est éliminée dans les urines, des plaques d'athérome et des thromboses artérielles et veineuses se forment très précocement et aboutissent souvent au décès avant l'âge de 10 ans.

De nombreux travaux ont prouvé que la supplémentation en vitamine B9 diminue le taux de l'homocystéine et constitue un mode efficace de prévention des maladies cardiovasculaires. Or, selon les résultats de diverses enquêtes, la carence en vitamine B9 est relativement fréquente chez les adultes (5 à 26 %), notamment chez les femmes enceintes, mais surtout chez les personnes âgées (19 à 33 %). La supplémentation des groupes à risque peut donc être proposée. Récemment, une étude a permis d'estimer à environ 10 % les cas de maladies cardiovasculaires attribuables à une hyperhomocystéinémie.

À noter : dès le 1er janvier 1998, les États-Unis ont mis sur le marché de la farine enrichie en vitamine B9 (à raison de 140 µg/100 g). Si cet enrichissement a pour première cible les femmes enceintes, pour prévenir des malformations du tube neural chez le fœtus (*spina bifida*), il pourrait contribuer à augmenter les apports en vitamine B9 chez les personnes âgées et donc assurer une supplémentation chez une population à risque de carence. Cette supplémentation d'un produit de consommation courante n'est pas mise en œuvre actuellement en France.

LE PARTICULARISME DE LA FRANCE

Selon les données de l'OMS, la France connaît une moindre mortalité cardiovasculaire que celle que l'on observe dans les pays scandinaves, anglo-saxons, voire dans d'autres pays méditerranéens (Espagne, Italie, Grèce, Portugal). En effet, la mortalité cardiovasculaire a fortement diminué en France ces dernières années (une baisse de 64 % entre 1950 et 1994...). Et, contrairement à une idée très répandue, les maladies cardiovasculaires frappent peu avant l'âge de 65 ans. En 1994, les experts ont noté 18 000 disparitions chez les moins de 65 ans dues aux maladies cardiovasculaires, soit 15 % des décès. À titre de comparaison, le cancer est, dans cette même tranche d'âge, responsable de près de 38 % des décès et les morts violentes (accidents de la route, suicides...), de près de 22 %...

Ainsi, face au marketing, aux groupes de pression économique, à la publicité, à la presse et à la mode, on finirait presque par l'oublier : la France aussi est bordée, sur une assez large façade, par la Méditerranée ! et participe donc, elle aussi, au « modèle du régime méditerranéen ».

C'est le *French Paradox* (ou le « paradoxe français »), qui se caractérise sans doute aussi par la manière de manger : variée, équilibrée et en définitive assez saine, la structure des repas (tous les pays ayant conservé la structure traditionnelle de l'alimentation avec trois repas bénéficient d'une meilleure protection que les autres), leur contenu (présence de légumes secs ou non, de céréales, de poisson et de produits laitiers) et même la consommation, régulière et véritablement modérée, de vin et, pourquoi pas, de bière. Mais les particularismes culinaires régionaux font que tous les Français ne sont pas égaux ! Les Nordistes sont moins chanceux que les gens du Sud : leurs habitudes alimentaires n'étant pas les mêmes, les facteurs de risque sont plus marqués dans le nord de la France...

LES AUTRES FACTEURS NUTRITIONNELS DE PROTECTION

Les facteurs nutritionnels classiquement évoqués comme étant impliqués sont :
– les vitamines antioxydantes (bêta-carotène, C, E...) ;
– les fibres ;
– les acides gras oméga 3 (poisson gras) et oléiques (huile d'olive et d'arachide)...
Mais de nouvelles pistes de recherche se développent.

• Les oméga 3

Les lipides (graisses) du poisson ont la particularité d'être riches en acides gras polyinsaturés essentiels de la famille des oméga 3. La consommation de ces acides gras est un facteur favorable à la santé, en particulier dans la prévention des maladies cardiovasculaires. En effet, les oméga 3 font baisser le taux de triglycérides dans le sang, permettent une bonne fluidité sanguine et diminuent le risque de thrombose. Des études suggèrent que les oméga 3 seraient également associés à la prévention de certains cancers. En pratique, il est donc conseillé de consommer des poissons gras. Cependant, la plupart des poissons que l'on consomme sont maigres, avec des teneurs variant de 0,5 à 5 % de lipides : cabillaud, sole, flétan, daurade, merlan, lotte, raie, bar, carrelet, limande... Les poissons dits gras contiennent en moyenne 10 à 15 % de lipides : il s'agit essentiellement du saumon, du thon frais, du maquereau, du hareng, de la sardine et de l'anguille.

• Les caroténoïdes

Largement répandus dans la nature, les caroténoïdes confèrent aux fruits, aux fleurs et aux légumes les belles couleurs rouge orangé que nous leur connaissons. Abricots, melons, oranges, girolles, tomates, etc. en sont particulièrement riches. Mais on en trouve également dans les œufs, le beurre, les crustacés, le saumon sauvage... Au total, on dénombre quelque huit cents molécules différentes, dont les plus connues sont sans doute le bêta-carotène et le lycopène. Outre leurs propriétés colorantes, les caroténoïdes ont des propriétés biologiques importantes.

Si l'on connaît depuis longtemps le rôle du bêta-carotène comme précurseur de la vitamine A (et donc son rôle sur la croissance, la vision ou encore la protection de la peau), ce n'est que plus récemment que les chercheurs se sont intéressés aux propriétés antioxydantes des caroténoïdes. Elles leur conféreraient un rôle protecteur dans certaines pathologies comme la cataracte, les maladies cardiovasculaires, les cancers, le vieillissement ou encore dans certaines maladies de la peau.

Faut-il pour autant se ruer sur les compléments alimentaires ou sur les aliments enrichis en caroténoïdes divers et variés ? Non, répondent les chercheurs : cela pourrait vous faire plus de mal que de bien ! En effet, on connaît encore assez peu les effets secondaires de ces molécules, et en abuser pourrait même conduire à l'effet inverse de celui recherché (à un effet pro-oxydant, par exemple). De plus, il n'est pas certain que les molécules de synthèse soient aussi actives que les formes naturelles...

En attendant d'en savoir plus, il semble donc plus raisonnable d'aller chercher les caroténoïdes là où ils sont naturellement : c'est-à-dire dans notre alimentation !

• Les fibres

Une récente étude espagnole a observé une population dont les habitudes alimentaires se rapprochaient de cette diète idéale. Il s'agit d'un échantillon de la population de 171 Espagnols ayant subi une attaque cardiaque, pour connaître les liens entre le régime et les problèmes cardiovasculaires. Et les résultats sont plutôt surprenants. Le facteur qui semble essentiel pour protéger le cœur, ce sont les fibres ! Car, selon les recherches, ceux qui en mangeaient le plus avaient nettement moins de risques d'être victime d'une attaque cardiaque.

Selon l'étude, la consommation régulière de fruits semblait avoir un effet important dans la prévention des problèmes coronariens. Dans ce cas, l'effet était positif pour une consommation moyenne (250 g par jour), mais n'augmentait pas pour des consommations plus importantes. Pour les chercheurs, ces bénéfices seraient liés à l'habitude de manger presque exclusivement des fruits en dessert : d'une part pour les qualités intrinsèques de ces végétaux, mais d'autre part grâce au fait que cela évite de prendre des gâteaux, des glaces et autres douceurs beaucoup moins bénéfiques en fin de repas...

• D'autres pistes

Si les teneurs en vitamines antioxydantes, en fibres, mais aussi en oméga 3 et en acide oléique (huile d'olive et d'arachide) du « modèle » méditerranéen sont souvent invoquées, d'autres hypothèses sur certains facteurs de protection commencent à apparaître comme pour les polyphénols. Ils sont souvent évoqués comme une des explications du fameux paradoxe français et connaissent aujourd'hui un réel engouement de la part des industriels et des chercheurs. Les polyphénols sont présents dans presque tous les végétaux. Ils jouent un rôle dans la coloration des fruits, des légumes, des fleurs et les protègent de toutes sortes d'agressions (UV, chaleur, bactéries, virus, champignons, etc.).

Les spécialistes dénombrent des dizaines de milliers de molécules différentes, les flavonoïdes et les tanins faisant partie des plus connues... L'apport alimentaire en polyphénols du « Français moyen » est estimé à 25 mg/j, mais varie considérablement d'un individu à l'autre. Les fruits (raisin rouge, cassis), les légumes (laitue), certaines boissons (thé, jus de pomme) et surtout le vin rouge en sont particulièrement riches. C'est d'ailleurs par le vin rouge et son rôle supposé dans la prévention des maladies cardiovasculaires que les polyphénols ont commencé à susciter un intérêt certain... Depuis, on leur prête toutes sortes d'effets « santé » (anti-inflammatoires, anticancéreux, antihypertenseurs...). Ils seraient même capables, de par leurs propriétés antioxydantes, de prévenir le vieillissement ! Faut-il pour autant se mettre à ingurgiter des polyphénols à tout va ? Rien n'est moins sûr, affirment les spécialistes. Dans ce domaine, comme dans d'autres, la dose peut faire parfois le poison... Et s'il semble raisonnable de conseiller à tout un chacun d'avoir une alimentation équilibrée avec notamment assez de fruits et de légumes, le recours aux suppléments ou aux aliments enrichis en polyphénols (non autorisés en France, d'ailleurs) ne pourrait se faire qu'avec beaucoup de précaution...

Les matières grasses : la part du vrai et du faux !

Il circule sur les matières grasses un certain nombre d'idées reçues, et les matières les plus grasses ne sont pas toujours celles que l'on croit. Les matières grasses sont, surtout, toutes différentes les unes des autres, et chacune apporte ses propriétés à l'équilibre alimentaire.

Une huile pressée est meilleure qu'une huile raffinée.

FAUX.

Ce n'est pas le traitement que subit l'huile qui lui donne ses propriétés nutritionnelles, mais c'est son origine. Le raffinage ne change pas la composition en acides gras et préserve au mieux la vitamine E des huiles. Le raffinage nécessaire aux huiles issues de graines (tournesol, colza, soja...) élimine les résidus de pesticides et leur permet d'avoir un goût agréable.

L'huile de tournesol est l'huile la plus légère.

FAUX.

Toutes les huiles contiennent 100 % de lipides (graisses). Une cuillère à soupe d'huile (10 g), quelle que soit son origine (tournesol, olive, pépins de raisin...), apporte environ 90 kilocalories.

Le beurre est plus gras que la margarine.

FAUX.

Le beurre et les margarines apportent la même quantité de graisses, soit 82 g pour 100 g, et la même quantité de calories, 750 kilocalories pour 100 g soit 75 kilocalories pour une noix de beurre (10 g).

On ne peut pas chauffer toutes les huiles.

VRAI.

Certaines huiles ne peuvent pas être utilisées pour les fritures car elles peuvent se décomposer à haute température du fait de leur richesse en certains acides gras (comme l'acide alpha-linolénique). Il s'agit des huiles de colza, de soja et de noix. Pour les cuissons, il est préférable d'utiliser les huiles dont l'étiquette porte la mention « huile végétale pour friture et assaisonnement ».

Le beurre ne contient pas de conservateur.

VRAI.

Les conservateurs sont strictement interdits par la législation dans tous les beurres du commerce. En revanche, ils sont autorisés et utilisés dans les margarines.

La meilleure huile est l'huile d'olive.
FAUX.
Chaque huile a des propriétés différentes en fonction de sa composition en acides gras. Aucune huile ne réunit à elle seule toutes les caractéristiques nutritionnelles. Ainsi, les huiles riches en acides gras monoinsaturés sont les huiles d'olive, d'arachide et de colza. Quant aux acides gras polyinsaturés, ils sont présents dans les huiles de tournesol, de maïs et de noix (pour l'acide linoléique) et dans les huiles de soja, de colza et de noix (pour l'acide alphalinolénique). En pratique, il est conseillé d'avoir chez soi au moins deux huiles différentes, par exemple tournesol et colza ou olive et maïs.

Le beurre est riche en vitamine A.
VRAI.
C'est une des principales sources en vitamine A de notre alimentation. Ainsi, 25 g de beurre couvrent un quart de nos besoins quotidiens.

Les huiles sont riches en vitamine E.
VRAI.
Les plus riches sont les huiles de tournesol (56 mg pour 100 g), de pépins de raisin (30 mg) et de maïs (30 mg). L'huile d'arachide ou l'huile d'olive en contiennent moins (17 mg et 12 mg). D'où l'intérêt de ne pas toujours utiliser la même huile.

La crème fraîche est deux fois moins calorique que le beurre.
VRAI.
Parce qu'elle est riche en eau, la crème fraîche contient moins de calories que le beurre. Une cuillère à soupe de crème apporte 65 kilocalories, mais il existe aussi des crèmes allégées.

La crème fraîche épaisse est toujours plus grasse que la crème liquide.
FAUX.
La consistance de la crème est liée non pas à sa teneur en graisse mais au processus de maturation. On peut trouver des crèmes épaisses et liquides à 12 % et à 30 % de matière grasse.

L'huile de colza est toxique.
FAUX.
Depuis plus de vingt ans, l'huile de colza dénommée « nouvelle huile de colza » ne contient plus d'acide érucique, qui était responsable de sa nocivité. Elle est tout à fait propre à la consommation et même recommandée pour ses qualités nutritionnelles.

Le beurre peut être utilisé en cuisine.
VRAI.
Le beurre peut être incorporé fondu, c'est-à-dire chauffé à température moyenne, dans des sauces ou des pâtisseries. Toutefois, il est préférable de ne pas le monter à haute température car il perdrait ses qualités nutritionnelles. Alors, le beurre noir, pas trop souvent !

LA PRÉVENTION PASSE PAR L'INFORMATION ET NON PAS PAR L'INTERDICTION !

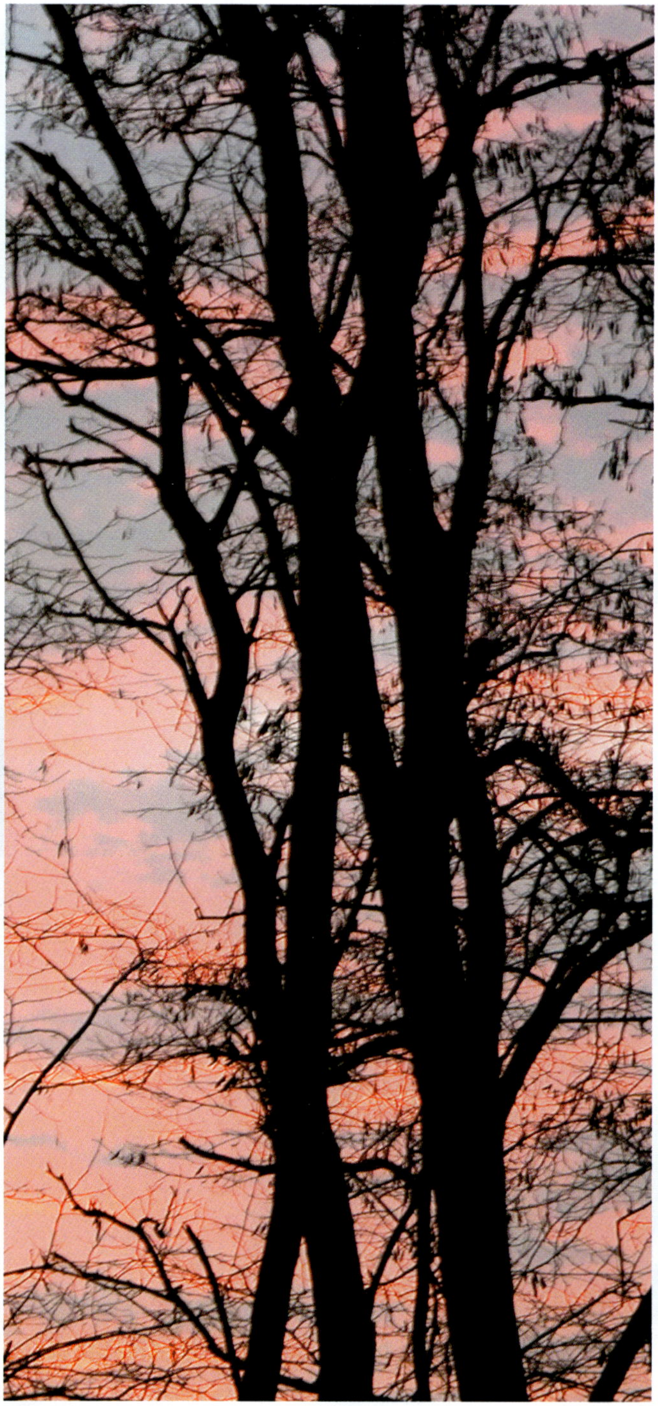

La prévention cardiovasculaire réside non pas seulement dans la diététique, mais aussi dans une détection précoce des facteurs de risque cardiaque, en particulier l'hypertension artérielle et les troubles du rythme et vasculaires cérébraux. Cette prévention passe également par une prise en charge efficace et précoce des facteurs de risque associés : tabac, alcool, sédentarité...

La notion d'équilibre alimentaire de cette prévention implique des apports mesurés, variés, sans exclusions. Il est interdit d'interdire, comme l'ont montré un certain nombre d'études nutritionnelles. Les changements alimentaires à réaliser demandent du temps pour être assimilés à une alimentation quotidienne. La notion de plaisir reste donc essentielle pour que ces changements soient durables.

De plus, les idées reçues, simplistes donc outrancières, sont souvent de dangereuses idées fausses. Par exemple, pour certaines des maladies cardiovasculaires qui apparaissent avec l'âge, aucune prévention par l'alimentation n'est utile, elles sont liées à l'usure naturelle de l'organisme. Prétendre éliminer les risques cardiovasculaires par des régimes sans sel ou sans graisse est excessif, surtout chez les bien-portants. Un bon équilibre alimentaire tout au long de la vie sera une des clés d'une longévité plus heureuse et en meilleure santé.

L'objectif doit être adapté à chacun : il s'agit tout à la fois d'obtenir la meilleure qualité de vie... et les plus grands bénéfices pour la santé !

Les recettes

Décortiquer la cuisine méditerranéenne implique que l'on regarde du côté des produits qu'elle utilise. Le blé, la vigne et l'olivier constituent la triade gréco-romaine fondatrice. À leurs produits dérivés directs comme le pain, le vin et l'huile sont venus s'ajouter les fruits et les légumes. Mais il y a loin de la cuisine des anciens Romains à celle d'aujourd'hui ! Sait-on que le basilic et le melon, que l'on tiendrait facilement et avec raison pour emblématiques de la Méditerranée, sont des produits anciennement importés ? Dans les contrées méditerranéennes, chaque envahisseur nouveau ou chaque conquérant de terres lointaines revenu au pays a apporté avec lui des fruits et des légumes, des techniques et des recettes. Les Grecs et les Romains ont fait connaître les fruits et les épices d'Orient. Les Arabes, à la fin du VIIe siècle, ont introduit le riz, le chou-fleur, les épinards, les aubergines, les oranges, les pêches, les pommes, les condiments. Les épices d'Extrême-Orient, la cardamome, le gingembre, le poivre long, la noix de muscade, le clou de girofle, la cannelle ont aussi fait partie des importations. C'est au XVIe siècle, après la découverte de l'Amérique, qu'Espagnols et Portugais ont rapporté en Europe la tomate, mais aussi le maïs, les haricots, le piment et la courge. Puis les jardiniers méditerranéens ont su transformer le piment en poivron et la courge en courgette... Lentement et successivement, la cuisine méditerranéenne s'est imprégnée des influences extérieures et a fondé son unité sur certaines caractéristiques :

– des plats qui prennent du temps pour leur élaboration ;

– des recettes où l'on hache menu la viande, les légumes, les épices, les condiments... de manière à accentuer les saveurs et à en permettre le mélange ;

– une cuisine où l'on pile et met en pâte ; ainsi de la harissa, pâte de piment, tout comme de la harira, soupe nord-africaine du ramadan où tout est pilé, où la viande et les légumes sont malaxés, épicés, transformés en toutes sortes de boulettes, keftes turques ou keftedes grecques, kebbe et falafels du Proche-Orient, croquetas espagnoles ou polpettes italiennes... ;

– une cuisine où l'on farcit quasiment tous les aliments, poissons, crustacés, calamars, poules, pigeons, agneaux, mais aussi aubergines, courgettes, tomates, poivrons, oignons, jusqu'aux feuilles de vigne, aux pâtes (raviolis, cannellonis, etc.) et aux bricks...

Soupe d'été

175 kcal/pers.
Lipides : 15 g/pers.

4 pers.
Préparation : 15 min

1 poivron rouge
4 courgettes
1 boîte de tomates pelées (avec leur jus)
25 cl de crème fraîche allégée à 15 % de M.G.
Feuilles fraîches d'origan ou de basilic
Sel de céleri, poivre.

Éplucher le poivron. Laver les courgettes. Découper les légumes en tronçons de 1 cm. Mixer poivron, courgette et tomates. Rectifier l'assaisonnement. Ajouter, au moment du service, 2 grosses cuillerées de crème fraîche allégée. Verser dans les assiettes et décorer de feuilles d'herbes fraîches.

Velouté de carotte à l'orientale

220 kcal/pers.
Lipides : 10 g/pers.

4 pers.
Préparation : 15 min
Cuisson : 40 min

400 g de pommes de terre
500 g de carottes
1 cube de bouillon de volaille
10 cl de lait écrémé
4 cuil. à soupe de crème fraîche à 15 % de M.G.
Cumin en poudre
Sel, poivre.

Éplucher les pommes de terre et les carottes. Les laver sous l'eau courante. Couper les pommes de terre et les carottes en cubes. Les placer dans un faitout. Mouiller avec 30 cl d'eau parfumée avec le cube de bouillon de volaille. Saler, poivrer. Faire cuire à feu doux pendant 30 minutes. Ajouter le lait et la crème fraîche. Poursuivre la cuisson pendant 10 minutes. Mouiller de nouveau, si nécessaire, avec de l'eau. Mixer l'ensemble. Au dernier moment, incorporer le cumin. Servir chaud ou froid.

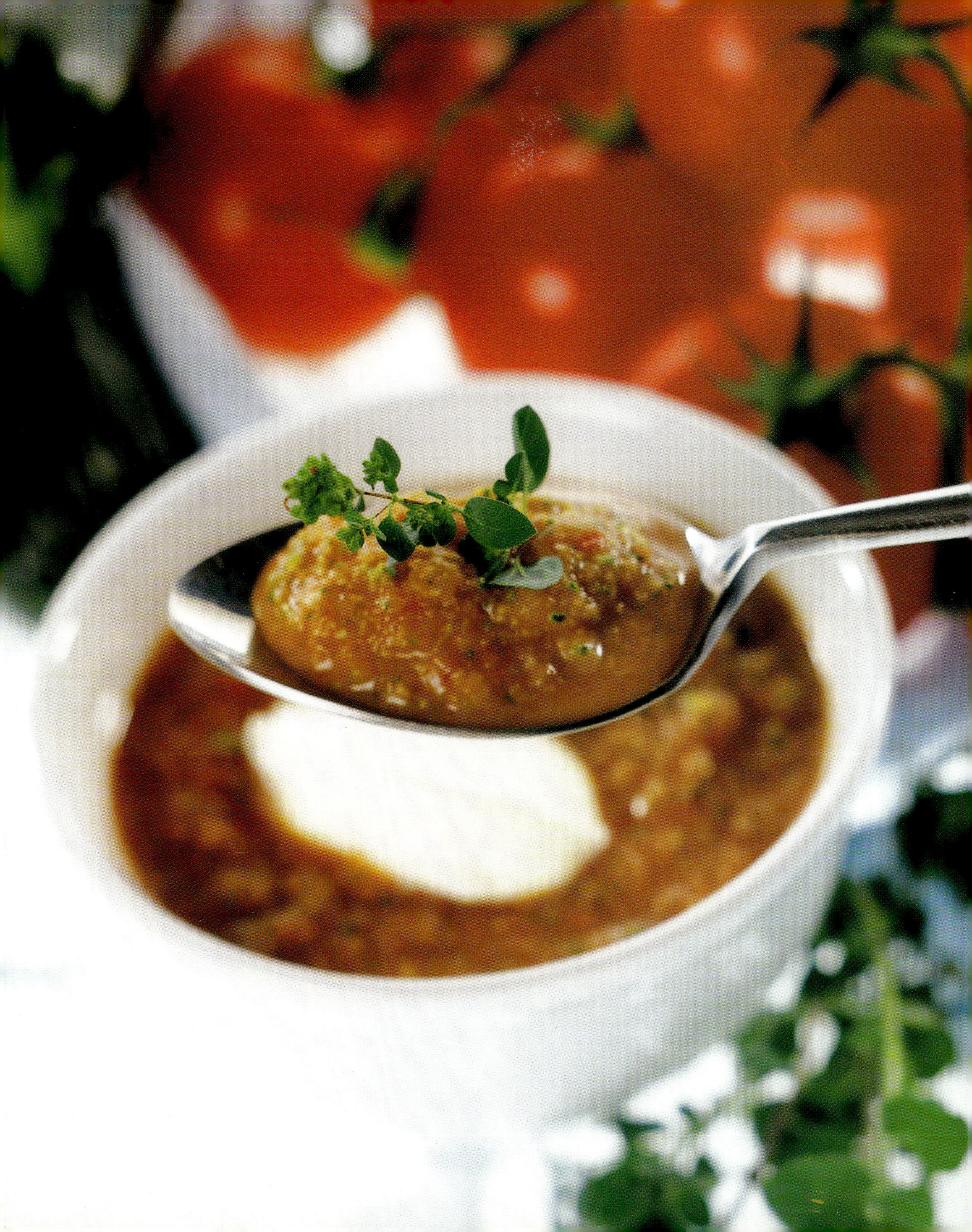

420 kcal/pers.
Lipides : 22 g/pers.

4 pers.
Préparation : 10 min
Cuisson : 10 min

2 cubes de bouillon de légumes
150 g de pâtes
4 tranches de jambon cru
125 g de mozzarella
2 tomates
3 cuil. d'huile d'olive
Le jus de 1 citron
250 g de boules de melon
Quelques rondelles de courgette
Basilic haché
1 pointe d'ail écrasé
Olives noires
Sel, poivre.

Salade estivale de pâtes froides

Dans une casserole, faire bouillir 1 l d'eau et ajouter les cubes de bouillon de légumes. Remuer et verser les pâtes. Les faire cuire *al dente*. Les égoutter et les refroidir à l'eau froide. Couper le jambon cru en lanières, la mozzarella en petits cubes et les tomates en quartiers. Dans un saladier, mélanger l'huile d'olive et le jus de citron. Assaisonner. Ajouter les pâtes, le melon, les tomates, la mozzarella, la courgette en fines rondelles, le basilic et l'ail. Mélanger le tout. Décorer avec les lanières de jambon et quelques olives. Servir bien frais.

110 kcal/pers.
Lipides : 8 g/pers.

4 pers.
Préparation : 10 min

40 g de tomates séchées
40 g de parmesan
1 cuil. à soupe de confiture de figue
2 cuil. à soupe de vinaigre balsamique
2 cuil. à soupe d'huile d'olive
100 g de jeunes feuilles d'épinard frais lavées
Sel, poivre.

Salade aux accents du Sud

Découper les tomates en fines lamelles. Découper le parmesan en copeaux à l'aide d'un économe. Préparer la vinaigrette avec la confiture. Rectifier l'assaisonnement. Dans un saladier, mélanger tous les ingrédients et la vinaigrette. Servir aussitôt.

ENTRÉES

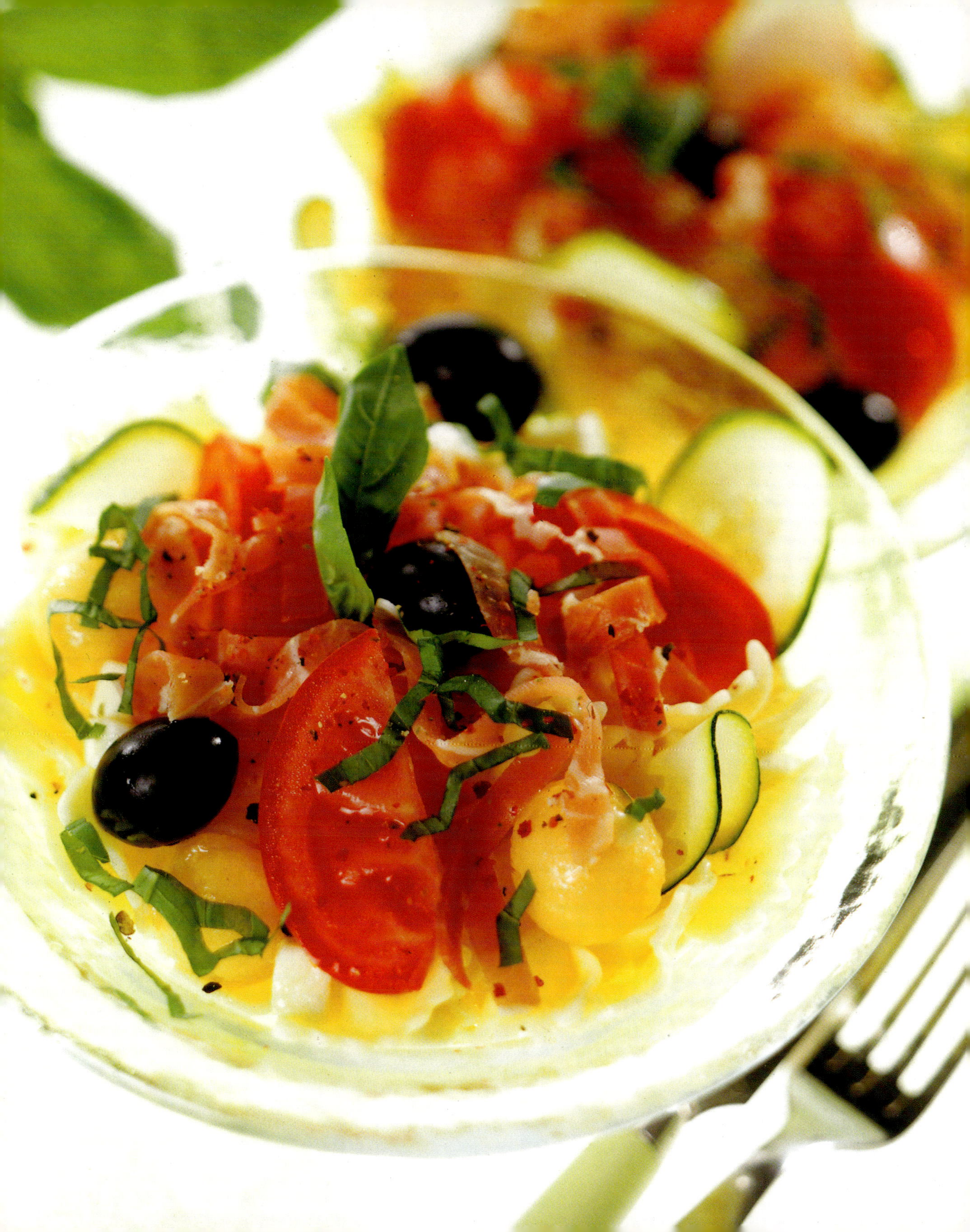

Thon à la tunisienne

165 kcal/pers.
Lipides : 7 g/pers.

4 pers.
Préparation : 10 min
Cuisson : 15 min

1 poivron vert
1 poivron jaune
2 tomates
4 oignons grelots
1 cuil. à soupe de câpres égouttées
8 olives vertes
1 petite boîte d'anchois (2 par personne)
1 grosse boîte de thon au naturel égoutté et émietté
2 cuil. à café de menthe hachée
Sel, poivre.

Pour la vinaigrette :
1 cuil. à soupe d'huile d'olive
1 cuil. à café de graines de coriandre
1 cuil. à café de graines de cumin
1 gousse d'ail écrasée
1 cuil. à soupe de jus de citron
2 cuil. à soupe de vinaigre de vin rouge
Sel.

Couper les poivrons en petits morceaux. Épépiner les tomates et les couper en petits dés. Hacher finement les oignons, les câpres, les olives et les anchois (après les avoir égouttés). Mélanger l'ensemble et rectifier l'assaisonnement. Pour la vinaigrette : faire chauffer doucement l'huile dans une poêle avec les épices et l'ail jusqu'à ce que le parfum commence à se dégager. Retirer du feu et y ajouter le jus de citron et le vinaigre. Répartir les ingrédients sur une assiette en terminant par le thon. Verser la vinaigrette sur le mélange et parsemer de feuilles de menthe émincées.

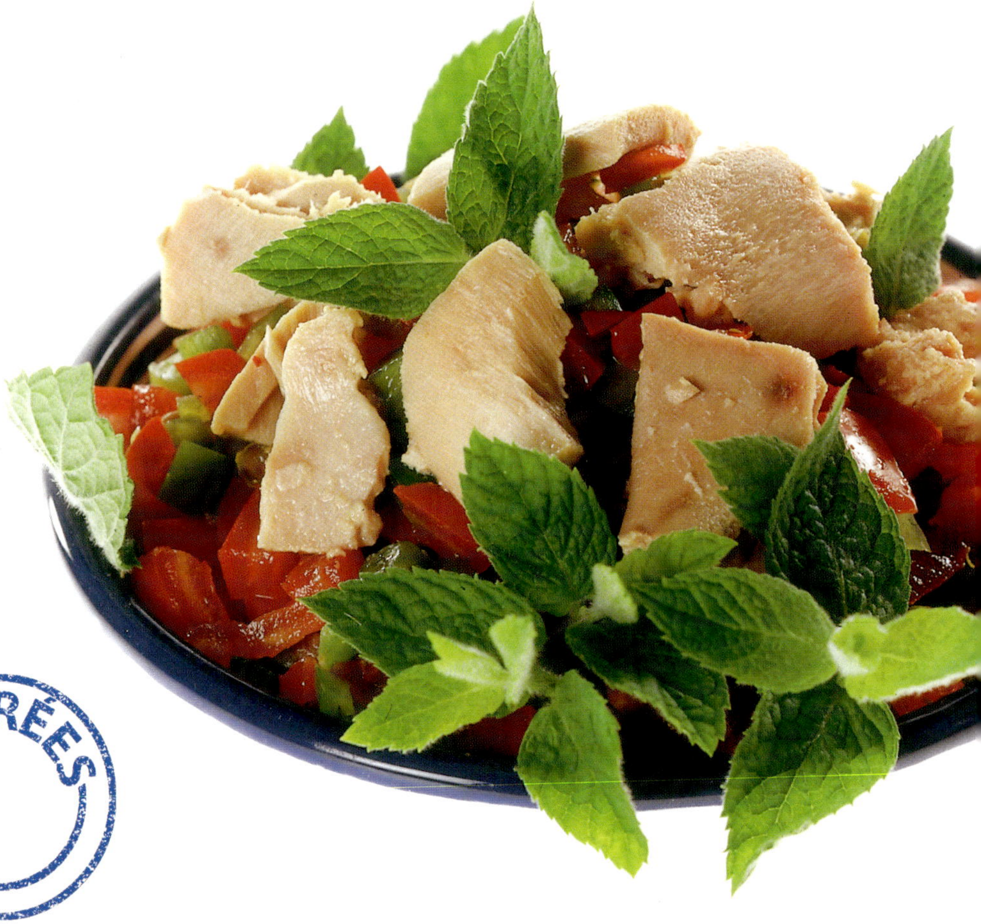

ENTRÉES

Salade à la grecque

130 kcal/pers.
Lipides : 9 g/pers.

4 pers.
Préparation : 10 min

6 grosses tomates (olivettes)
1 concombre
2 oignons doux
50 g de feta
Quelques olives pour la décoration (2 par personne)
1 cuil. à soupe d'origan
2 cuil. à soupe d'huile d'olive
Fleur de sel de Guérande.

Couper les tomates en quatre dans le sens de la longueur puis en morceaux à peu près cubiques. Découper le concombre et les oignons en petits cubes. Mélanger le tout dans un saladier. Casser la feta en morceaux et la placer sur la salade avec les olives. Saupoudrer de l'origan et du sel. Arroser de l'huile.

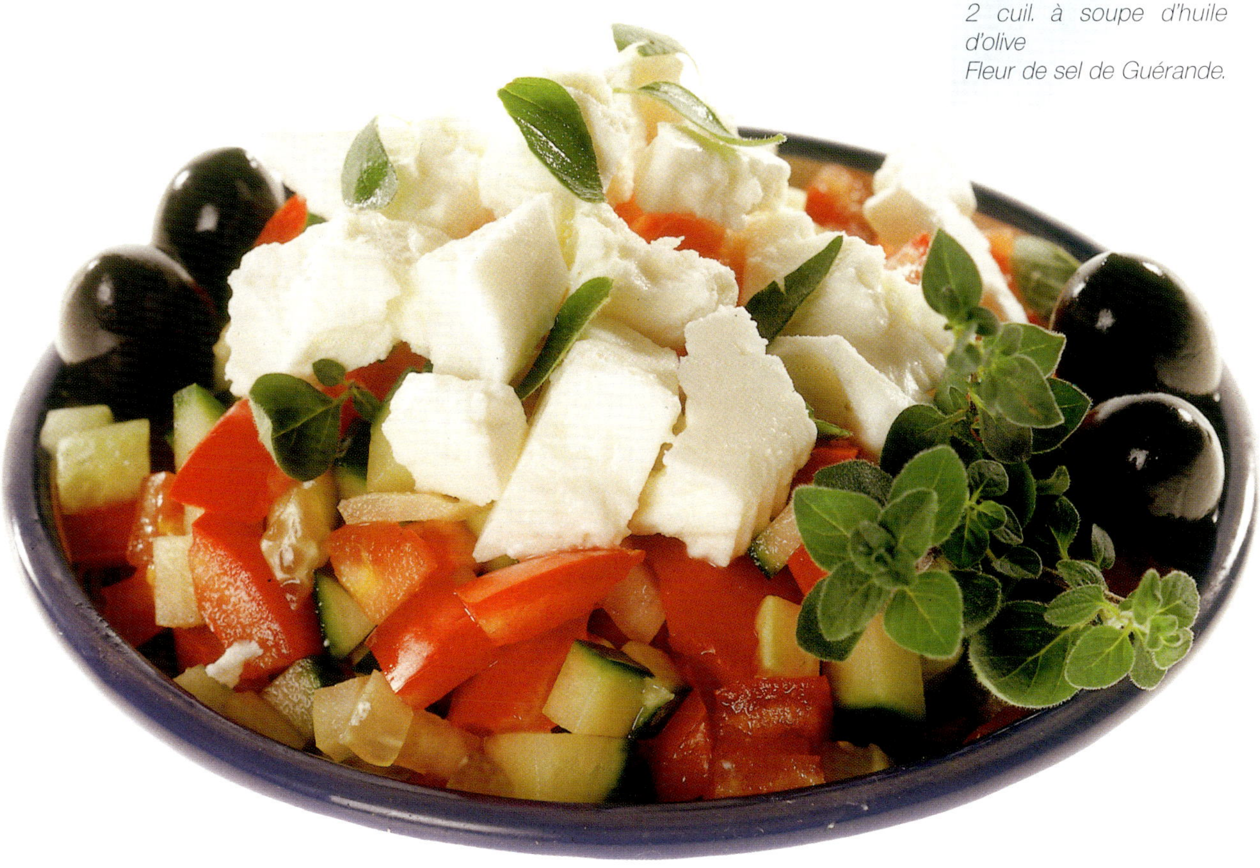

Gâteau de courgette et d'aubergine

185 kcal/pers.
Lipides : 11 g/pers.

4 pers.
Préparation : 15 min
Cuisson : 30 min

2 petites tomates « olivettes »
200 g de petites aubergines
300 g de petites courgettes
1 oignon
1 tranche de pain de mie
4 œufs
1 cuil. à soupe d'huile d'olive
Deux pincées de noix de muscade râpée
1 petit piment de Cayenne
Trois pincées d'origan
2 gousses d'ail écrasées sans le germe
1 cuil. à soupe de basilic ciselé (réserver quelques feuilles pour la décoration)
30 g d'emmental râpé
1 boîte de coulis de tomates au naturel
Sel, poivre.

Laver les tomates, les aubergines et les courgettes sous l'eau courante. Plonger les tomates quelques secondes dans de l'eau bouillante puis retirer leur peau. Les couper en dés. Couper les courgettes et les aubergines en fines rondelles. Peler l'oignon et l'émincer. Émietter la tranche de pain de mie. Dans une poêle chaude, ajouter l'oignon émincé et les rondelles de légumes. Laisser cuire 10 minutes à couvert en remuant souvent. Dans un saladier, battre les œufs en omelette. Ajouter l'huile d'olive, la muscade, le sel et le poivre. Lorsque les légumes sont cuits, incorporer les tomates coupées en dés, le piment émincé, l'origan, les gousses d'ail et le pain émietté. Mélanger. Verser les œufs battus dans la poêle avec le mélange de légumes. Les laisser à peine prendre et ajouter le basilic émincé et l'emmental râpé. Mélanger. Verser le tout dans un moule à cake antiadhésif. Faire cuire au four 20 minutes à 210 °C (th. 7). Placer au réfrigérateur. Au moment de servir, découper le gâteau en tranches. Le servir sur une assiette avec le coulis de tomates et quelques feuilles de basilic frais.

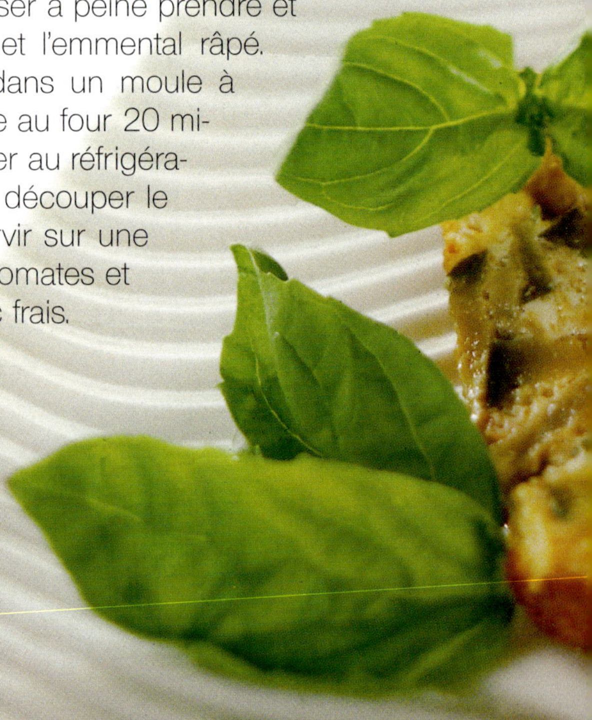

ENTRÉES

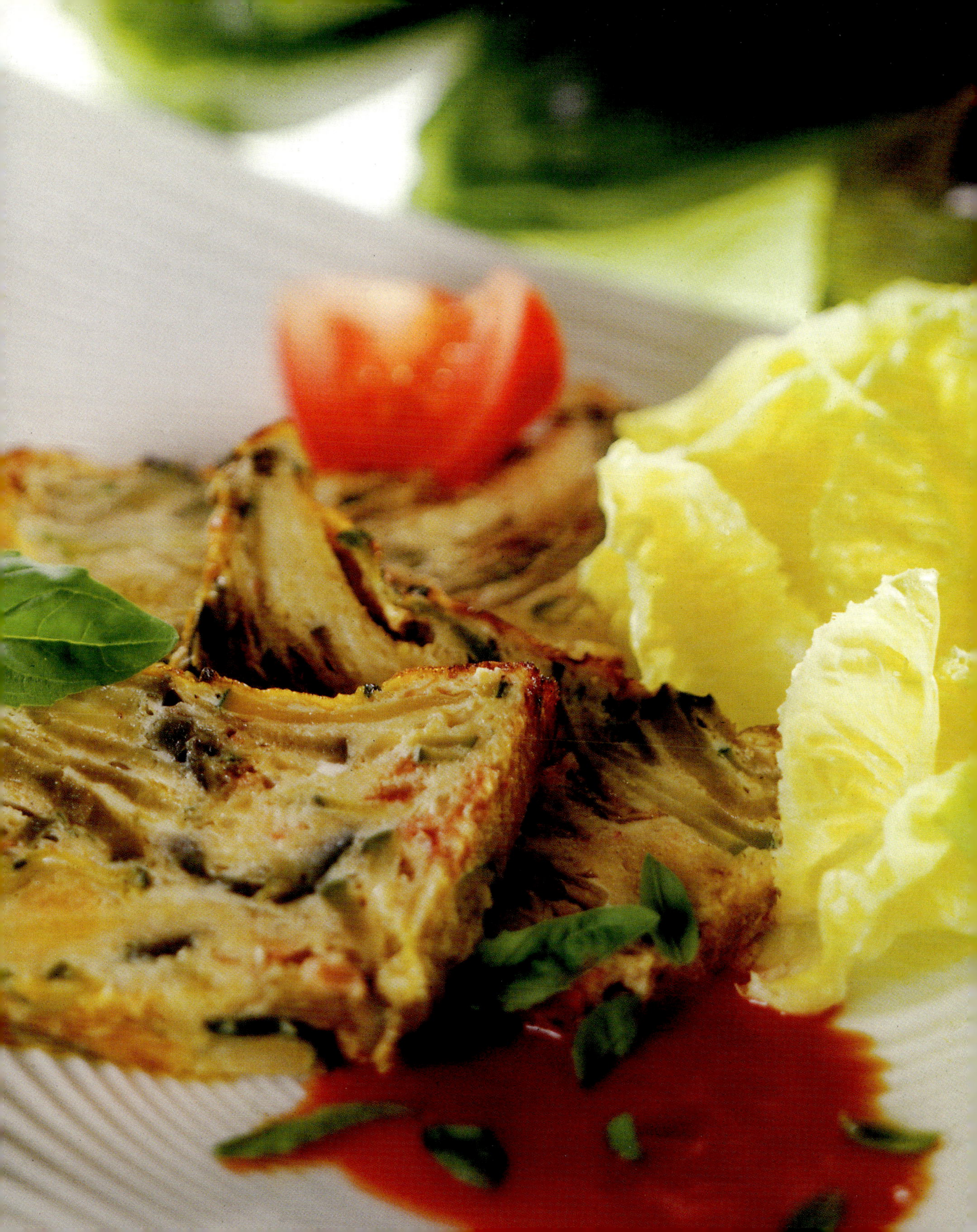

Aspics de crevettes à l'aneth

40 kcal/pers.
Lipides : 0,5 g/pers.

6 pers.
Préparation : 20 min
Cuisson : 10 min
Repos : 3 h 20 min

1 sachet de gelée
1/2 poivron jaune
1/2 poivron rouge
Aneth
100 g de petites crevettes décortiquées.

Réaliser la gelée selon le mode d'emploi. La laisser refroidir. Laver et couper les poivrons en tout petits dés. Laver quelques brins d'aneth frais. Verser dans les ramequins 1 cm de gelée, ajoutez un brin d'aneth et quelques dés de poivron. Placer au réfrigérateur 20 minutes. Verser dans chaque ramequin la gelée restante et ajouter les crevettes, le reste des dés de poivron et l'aneth. Placer au réfrigérateur 3 heures. Pour démouler, placer le fond des ramequins dans l'eau chaude quelques secondes et passer la pointe d'un couteau sur le bord. Servir bien frais.

ENTRÉES

Terrine de poulet aux petits légumes

220 kcal/pers.
Lipides : 6 g/pers.

4 pers.
Préparation : 20 min
Cuisson : 25 min

2 blancs de poireau
4 carottes
2 courgettes
4 escalopes de poulet
15 cl de crème fraîche liquide allégée
10 g de beurre
Persil haché
Sel, poivre.

Laver et couper le poireau en fines lamelles. Laver, peler et couper en fines rondelles les carottes et les courgettes. Couper grossièrement les escalopes de poulet en dés. Les mixer avec la crème. Assaisonner. Beurrer des ramequins individuels. Déposer une couche de poulet puis des lamelles de poireau. Recouvrir de poulet, de courgette et de carotte. Finir en étalant une dernière couche de poulet. Envelopper les ramequins dans une feuille de papier d'aluminium. Mettre le reste des légumes dans un bol et assaisonner. Placer les ramequins dans un cuiseur vapeur. Faire cuire 25 minutes. Dans une assiette, répartir les légumes et disposer une terrine dessus. Saupoudrer de persil.

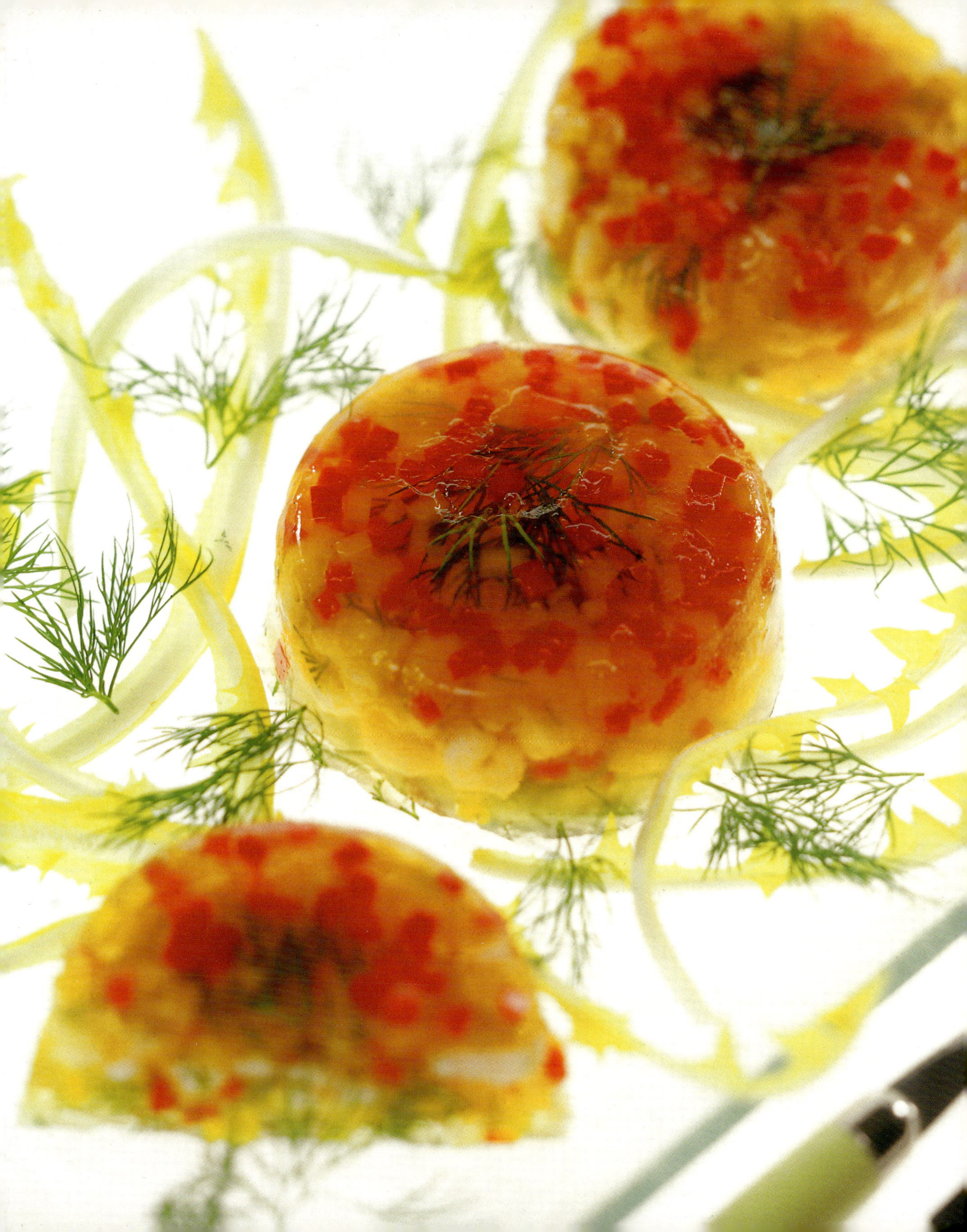

195 kcal/pers.
Lipides : 5 g/pers.

8 pers.
Préparation : 30 min
Cuisson : 30 min
Repos : 2 h

Pour la pâte :
15 g de levure fraîche (de boulangerie)
250 g de farine
2 cuil. à soupe d'huile d'olive
Une pincée de sel.

Pour la garniture :
8 tomates bien mûres
400 g de champignons frais
4 gousses d'ail
Origan
1 cuil. à soupe de câpres
40 g de parmesan râpé
Sel, poivre noir.

Pizza aux mille saveurs

Délayer la levure dans 1 verre d'eau tiède. Dans une terrine, verser la farine et le sel et former un puits. Incorporer l'huile et la levure délayée en travaillant la pâte avec les mains. Pétrir jusqu'à ce que la pâte soit élastique et lisse. Rouler la pâte en boule, la couvrir et la laisser lever dans un endroit tiède pendant 2 heures. Elle doit doubler de volume. La pétrir à nouveau. Disposer une fine pellicule de farine sur le plat à tarte puis le garnir avec la pâte. Piquer la pâte avec une fourchette.

Laver et équeuter les tomates. Les plonger entières quelques secondes dans de l'eau bouillante non salée. Les peler et les couper en rondelles. Nettoyer, éplucher et laver les champignons. Les couper en fines lamelles. Éplucher et émincer les gousses d'ail. Disposer harmonieusement sur la pâte, les rondelles de tomates, les lamelles de champignons et les gousses d'ail. Saupoudrer d'origan, de câpres, de sel, de poivre. Saupoudrer de parmesan. Faire cuire au four à 210 °C (th. 7) pendant environ 30 minutes.

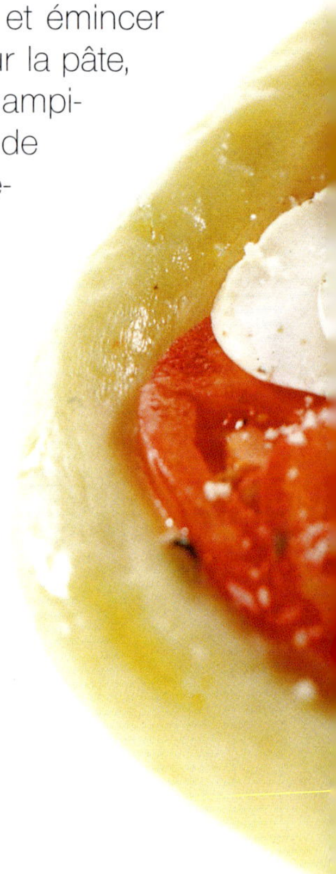

ENTRÉES

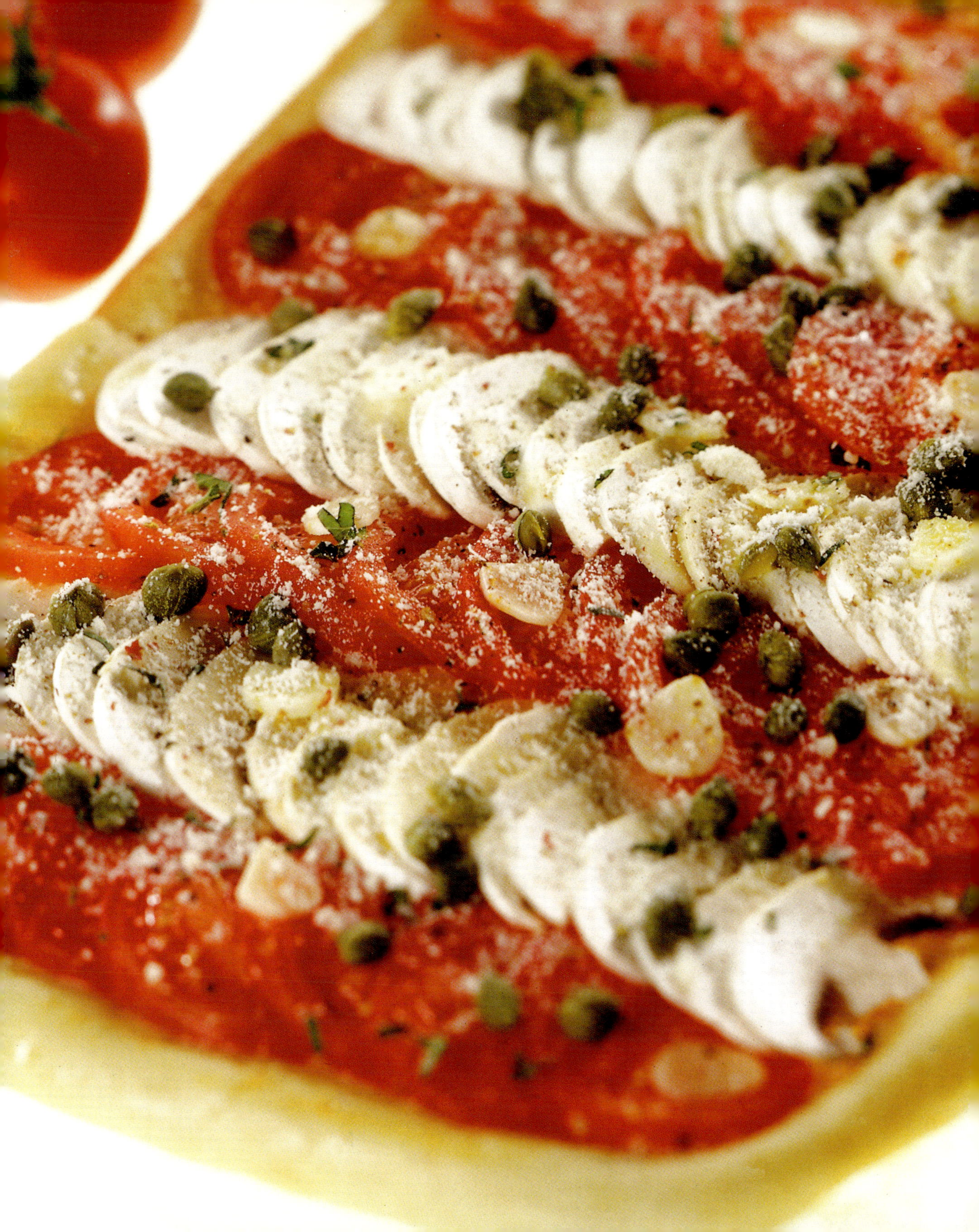

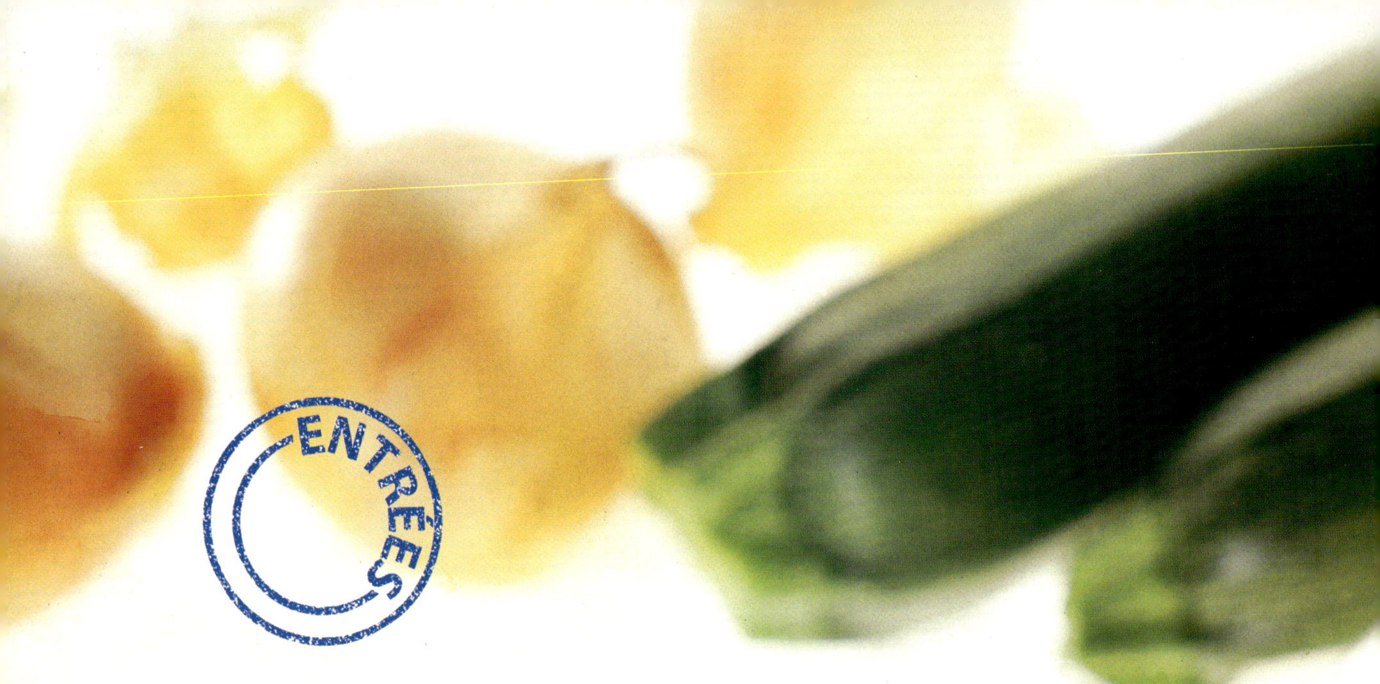

Tarte aux courgettes et aux oignons

256 kcal/pers.
Lipides : 4 g/pers.

4 pers.
Préparation : 20 min
Cuisson : 45 min
Repos : 1 h

Pour la pâte :
200 g de farine
1 œuf
Sel.

Pour la garniture :
400 g de courgettes
2 gros oignons
100 g de fromage blanc à 0 % de M.G.
20 g d'emmental râpé
Persil
Cerfeuil
1/2 cuil. à café de cumin en poudre
Sel, poivre.

Dans un saladier, disposer la farine en faisant un puits. Y déposer l'œuf, 1/2 verre d'eau et une pincée de sel. Travailler les ingrédients au fouet puis malaxer du bout des doigts afin d'obtenir un mélange lisse et homogène. Rectifier la quantité d'eau en fonction de la consistance de la pâte. Laisser reposer au frais.

Pendant ce temps, laver les courgettes et les couper en petits dés sans les éplucher. Les faire cuire à la vapeur. Éplucher et émincer les oignons en fines lamelles. Les faire blondir à feu doux dans une poêle antiadhésive. Dans un bol, mélanger le fromage blanc, l'emmental râpé, le sel et le poivre.

Garnir le plat à tarte de papier sulfurisé. Étaler la pâte et la déposer dans le plat. Placer le mélange fromage blanc/emmental, puis les courgettes, puis les lamelles d'oignon. Saupoudrer de persil et de cerfeuil lavés et ciselés, ainsi que de cumin. Faire cuire au four à 210 °C (th. 7) pendant 30 à 40 minutes. Surveiller régulièrement la cuisson pour que la pâte soit bien craquante, mais non cassante. Servir dès la sortie du four.

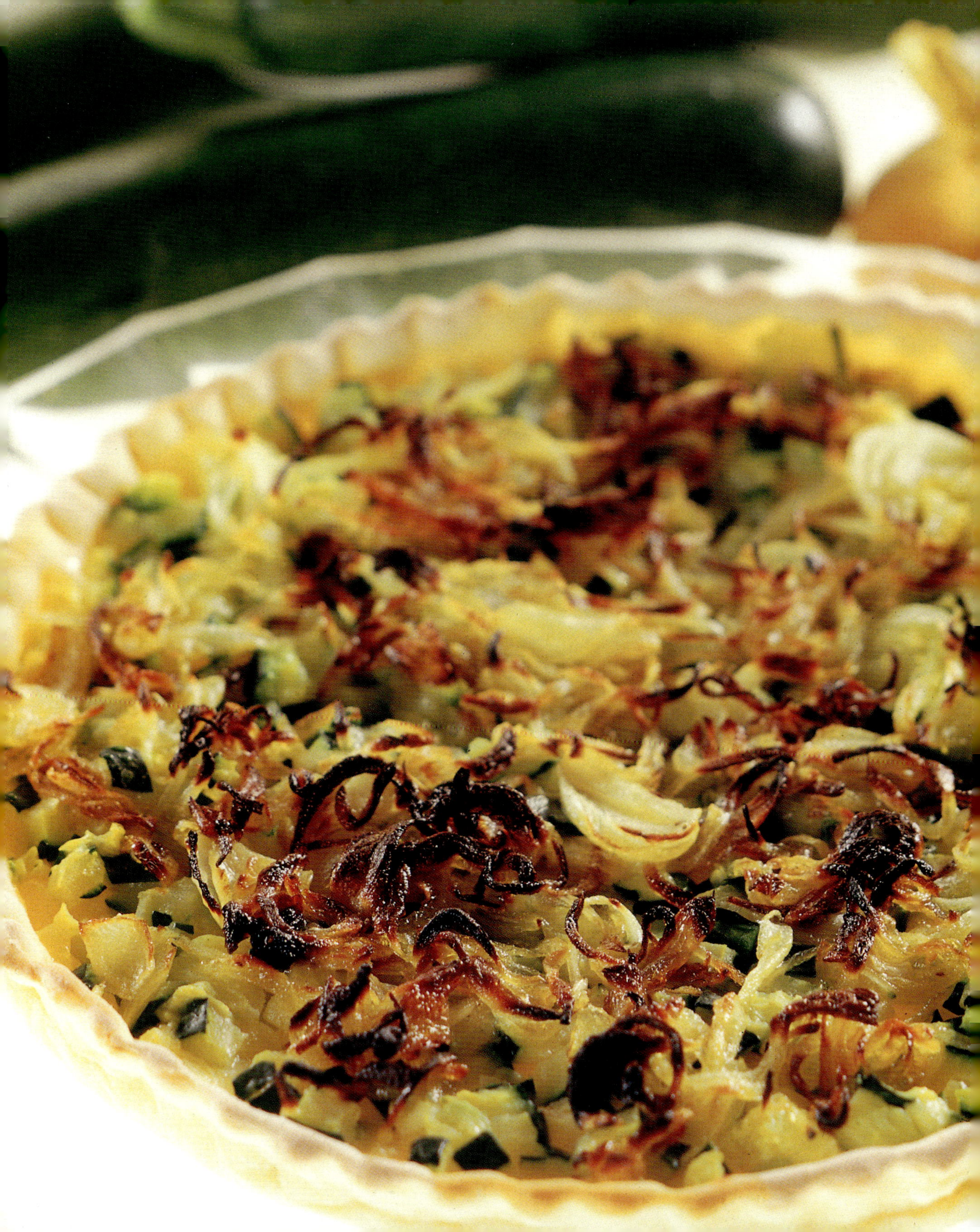

250 kcal/pers.
Lipides : 1 g/pers.

4 pers.
Préparation : 10 min
Cuisson : 20 min

2 grosses carottes
1 courgette
2 grosses tomates
2 gousses d'ail
1 cube de bouillon de volaille
2 cuil. à soupe d'huile d'olive
400 g de noix de Saint-Jacques
20 cl de lait concentré non sucré
Sel, poivre.

POISSONS

Saint-Jacques et compotée de légumes

Laver, peler les carottes et les couper en rondelles. Laver la courgette et les tomates et les couper en dés. Peler les gousses d'ail. Faire dissoudre le bouillon de volaille dans 10 cl d'eau chaude. Dans une poêle contenant l'huile d'olive, faire revenir les carottes, ajouter la courgette, les tomates et le bouillon. Assaisonner. Laisser cuire 15 minutes environ. Ajouter les noix de Saint-Jacques, laisser cuire encore 5 minutes. Faire cuire l'ail à feu doux pendant 3 minutes avec le lait. Mixer, saler, poivrer et faire cuire environ 2 minutes sans ébullition. Disposer les légumes au centre de quatre assiettes et placer autour quelques noix de Saint-Jacques.

Napper de la sauce à l'ail. Servir aussitôt.

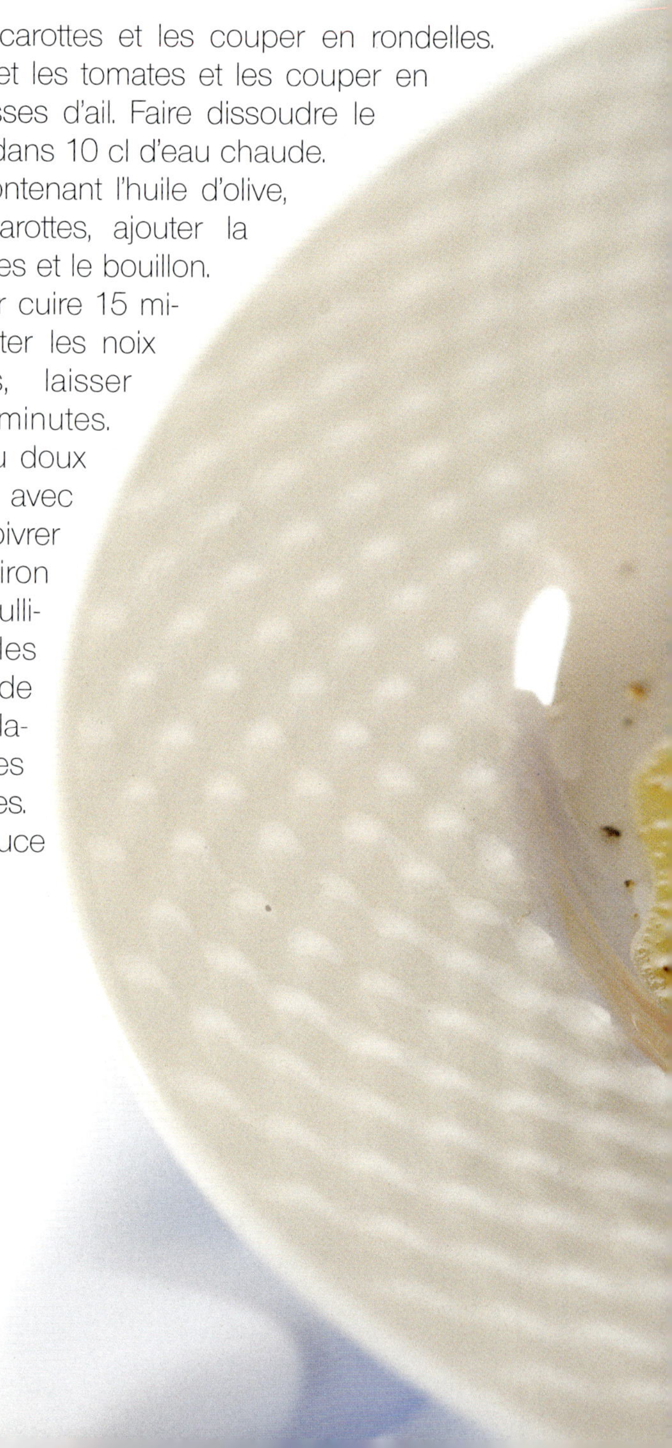

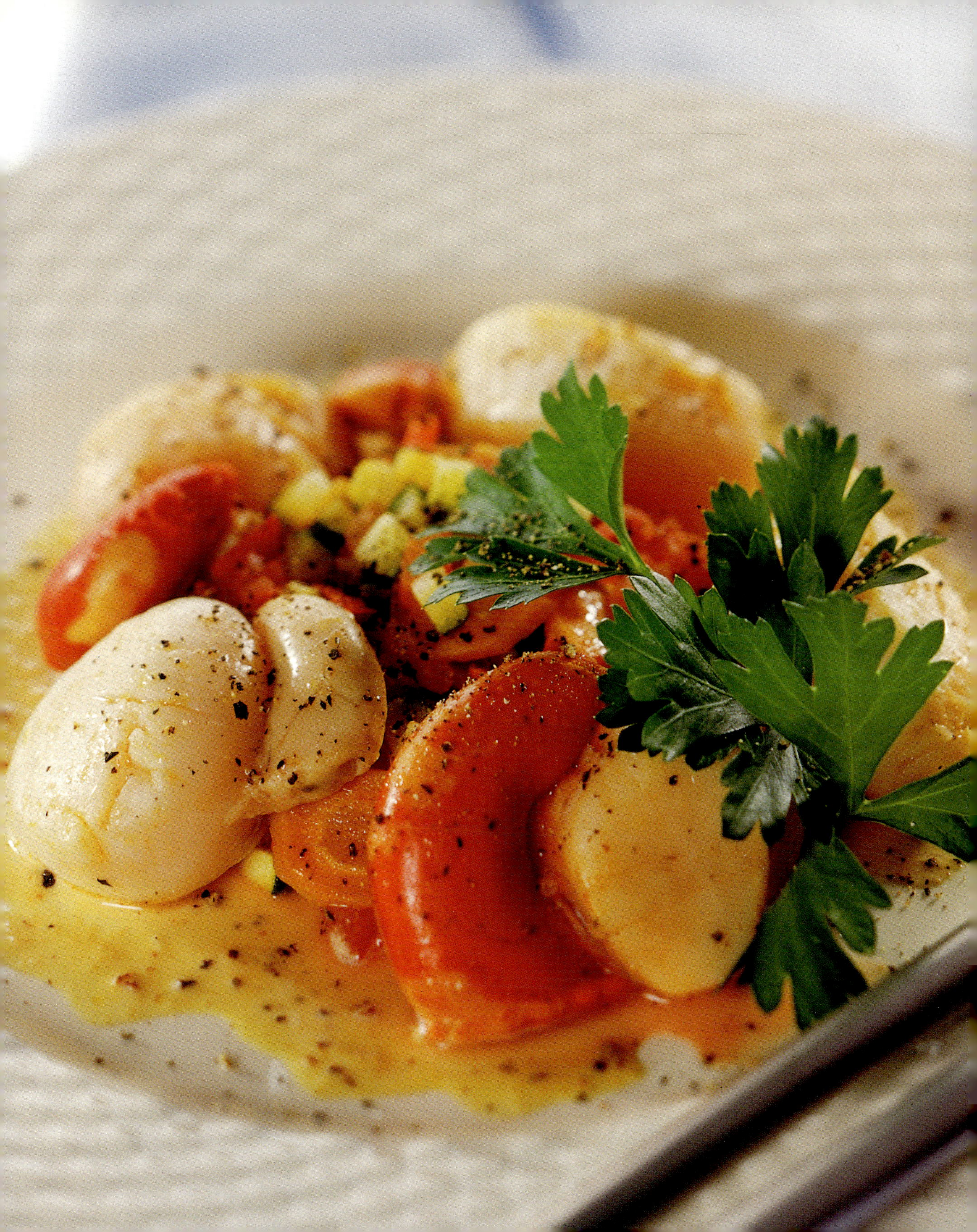

Merlan au coulis d'oseille

165 kcal/pers.
Lipides : 2 g/pers.

4 pers.
Préparation : 10 min
Cuisson : 10 min

4 tomates
5 cl de lait écrémé
1 cuil. à soupe de fromage blanc à 0 % de M.G.
Une dizaine de feuilles d'oseille frais
500 g de filets de merlan
Sel, poivre.

Laver les tomates. Les plonger quelques secondes dans de l'eau bouillante non salée. Les peler et les placer dans le bol d'un robot mixeur avec le lait, le fromage blanc et l'oseille. Saler, poivrer. Mixer jusqu'à l'obtention d'un coulis homogène. Saisir les filets de merlan dans une poêle antiadhésive. Verser la sauce sur le poisson. Laisser mijoter quelques instants. Servir rapidement.

POISSONS

Grillade de rouget

125 kcal/pers.
Lipides : 6 g/pers.

4 pers.
Préparation : 10 min
Cuisson : 15 min

1 courgette
2 cuil. à soupe d'huile d'olive
4 filets de rouget
1 pot de pulpe de tomate
1 petite branche de romarin frais
Sel, poivre.

Laver et couper en dés la courgette avec sa peau. Dans une grande poêle, faire chauffer l'huile. Ajouter les dés de courgette et les faire dorer. Ajouter les filets de rouget et faire dorer à feu vif environ 2 minutes de chaque côté. Assaisonner. Verser la pulpe de tomate et laisser mijoter à feu doux environ 5 minutes. Avant de servir, saupoudrer de brins de romarin.

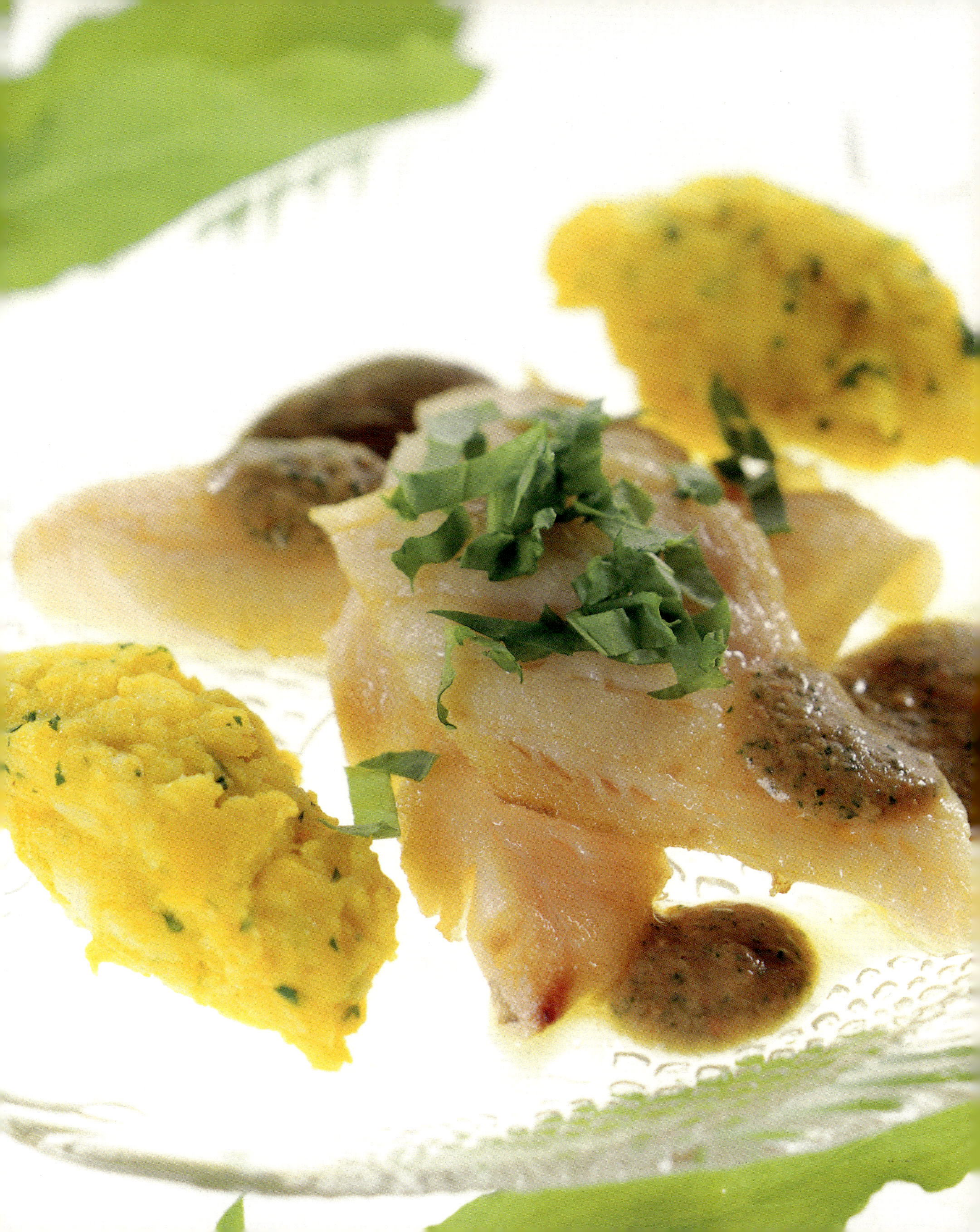

Papillote à la crétoise

170 kcal/pers.
Lipides : 10 g/pers.

4 pers.
Préparation : 10 min
Cuisson : 20 min

1 courgette
100 g de feta
8 olives noires dénoyautées
Un peu de beurre
24 petits filets de rouget
4 cuil. à soupe de pulpe de tomate
4 cuil. à café de fumet de poisson
Romarin frais
Sel, poivre.

Laver et couper la courgette en fines rondelles. Couper la feta en dés et les olives en rondelles. Beurrer très légèrement 4 feuilles de papier sulfurisé (28 x 28 cm). Alterner les filets de rouget et les rondelles de courgette. Ajouter une cuillerée à soupe de pulpe de tomate, le fumet de poisson, les dés de feta et les olives. Saupoudrer de romarin frais ciselé et refermer les papillotes. Faire cuire au four traditionnel 20 minutes environ à 180 °C (th. 6) ou au four à micro-ondes environ 10 minutes.

POISSONS

DIÉTÉTIQUE, ESTHÉTIQUE ET PLAISIR :
LA TRIADE DE L'ALIMENTATION DU BASSIN MÉDITERRANÉEN

Alors que le bouilli est universel, la friture est une technique largement méditerranéenne. Les plats sont accompagnés ou précédés d'une ronde de hors-d'œuvre, de nombreuses salades rafraîchissantes qui se succèdent. Caractères remarquables : la diversité des aliments, la variété des couleurs, le raffinement et l'esthétique des présentations...

Depuis Hippocrate au moins, le souci diététique n'est pas absent des cuisines du pourtour méditerranéen. Il s'exprime avec légèreté et discrétion, mais imprègne de diverses façons l'esprit médiéval, arabe ou chrétien. Faisant corps avec l'harmonie et la beauté qui l'imprègnent, la Méditerranée tend quasi spontanément vers une cuisine équilibrée : elle demande à l'alimentation d'être nutritive, certes, mais surtout belle et légère, goûteuse et agréable.

Au total, la Méditerranée, dans la richesse de ses expressions culinaires, exprime des techniques et des savoir-faire communs : compenser les manques en substituant élégamment certains produits à d'autres, exalter les aliments et même corriger leurs défauts par le génie des préparations et des assaisonnements, allier la sobriété et, quand c'est possible, une fastueuse abondance, rendre la table colorée, attrayante et quotidiennement festive.

Cette cuisine sait marier une certaine idée du goût, mais aussi l'excellence diététique et faire de chaque repas, même le plus simple, l'éternel retour d'un moment de grâce esthétique.

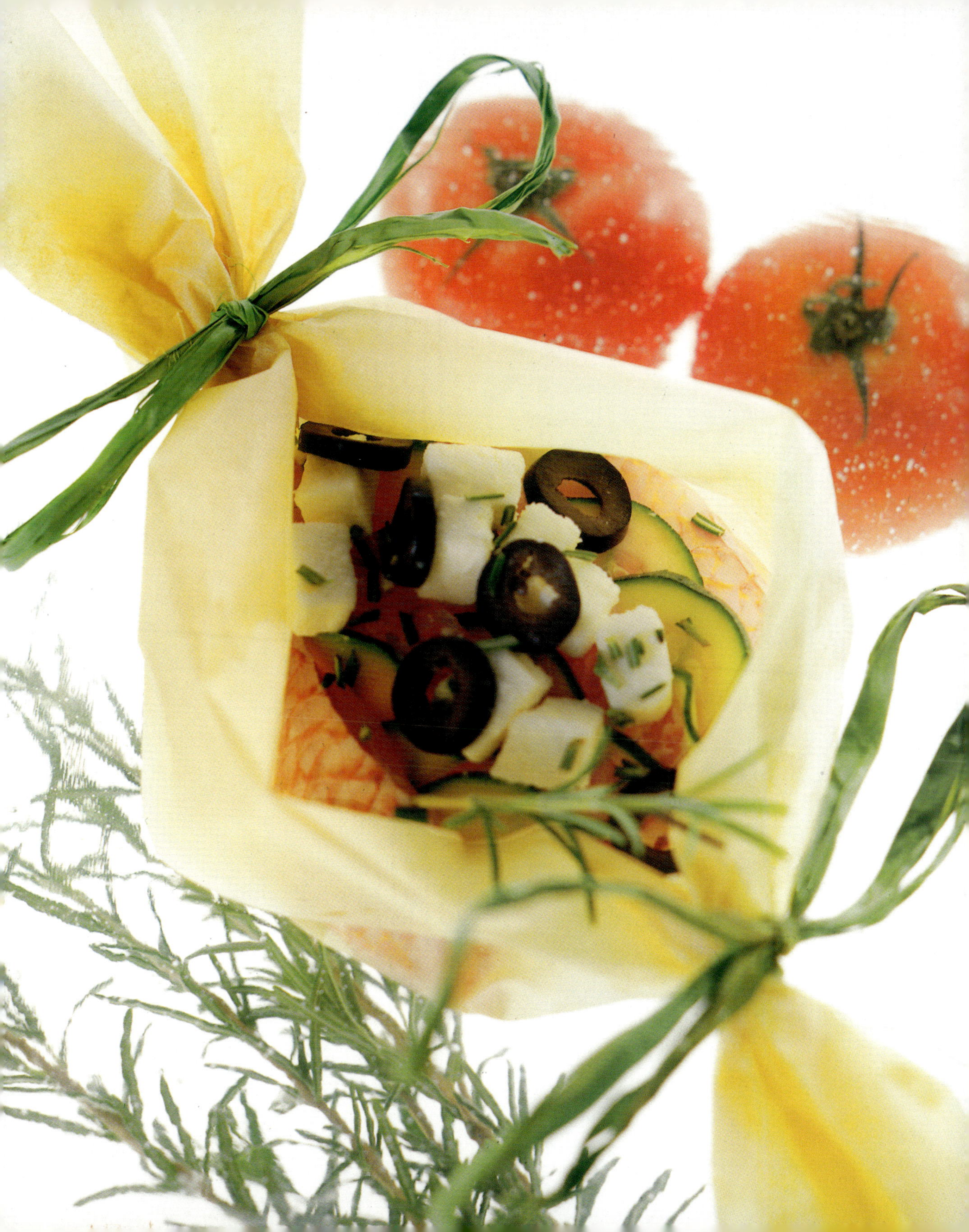

Courgettes au saumon

280 kcal/pers.
Lipides : 20 g/pers.

4 pers.
Préparation : 10 min
Cuisson : 20 min

2 courgettes
1 tomate
400 g de filet de saumon
130 g de mozzarella
1 cuil. à soupe d'huile d'olive
2 cubes de bouillon de volaille
4 feuilles de brick
Sel, poivre.

Laver les courgettes et la tomate. Couper les courgettes en cubes. Couper la tomate, le saumon et la mozzarella en cubes. Dans une poêle chaude contenant l'huile d'olive, faire revenir les dés de tomate, de courgette et de saumon. Ajouter les cubes de bouillon de volaille. Assaisonner et mélanger le tout. Laisser cuire 3 à 4 minutes. Répartir le mélange dans les feuilles de brick. Ajouter les dés de mozzarella. Fermer les bricks et les placer à four chaud, à 210 °C (th. 7), dans un plat légèrement graissé. Laisser cuire 15 minutes environ.

Thon à la biscaïenne

350 kcal/pers.
Lipides : 15 g/pers.

4 pers.
Préparation : 15 min
Cuisson : 40 min

3 tomates
3 poivrons rouges
2 oignons moyens
4 cuil. à café de fumet de poisson
1 dl de vin blanc
3 cuil. à soupe d'huile d'olive
600 g de steak de thon frais
8 gousses d'ail
Cayenne
Sel, poivre.

Enlever la peau des tomates en les plongeant quelques secondes dans de l'eau bouillante, puis aussitôt dans de l'eau glacée. Les concasser grossièrement. Laver les poivrons puis les fendre en deux dans le sens de la longueur. Ôter la queue et les pépins. Les détailler en fines lanières. Éplucher les oignons, les émincer. Diluer le fumet de poisson dans le vin blanc chaud. Dans une cocotte, faire chauffer l'huile d'olive et, sur feu moyen, faire rissoler le thon. Lorsqu'il est bien doré (5 à 6 minutes de chaque côté), ajouter les oignons et les poivrons. Leur faire prendre une légère coloration. Verser ensuite la concassée de tomates fraîches, l'ail haché, le fumet de poisson et une pincée de Cayenne. Assaisonner et mélanger. Laisser cuire à feu doux et à couvert environ 30 minutes. Dresser le thon au centre d'un plat entouré de sa garniture.

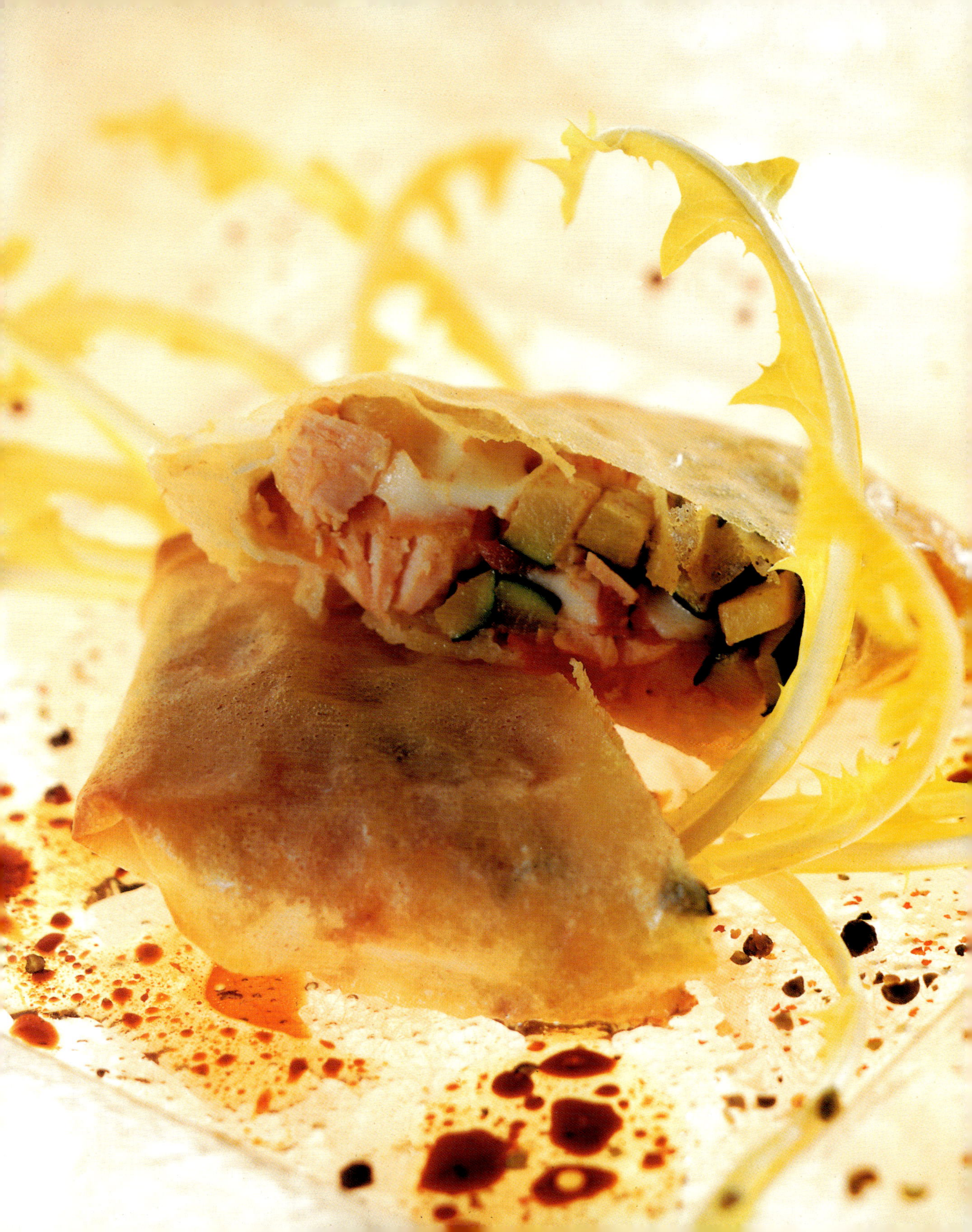

Brochettes de lotte aux épices

170 kcal/pers.
Lipides : 2 g/pers.

4 pers.
Préparation : 15 min
Cuisson : 20 min

500 g de lotte (désossée et nettoyée)
2 cuil. à café de sauce de soja
2 citrons pressés
Curcuma
Curry
Tabasco
24 tomates cerise
2 poivrons verts
8 champignons de Paris frais
200 g de lardons fumés ou nature
Sel, poivre.

Couper la lotte en dés. Saler et poivrer. Dans un saladier, mélanger la sauce de soja, le jus des citrons, une pincée de curcuma, une pincée de curry en poudre, quelques gouttes de Tabasco, du sel et du poivre. Tremper les morceaux de poisson l'un après l'autre dans le mélange. Réserver. Équeuter et laver les tomates cerise. Couper les poivrons en deux, les laver, les vider et les couper en petits morceaux carrés. Laver les champignons et les couper en quatre. Alterner sur des piques à brochettes métalliques les morceaux de lotte épicée, les tomates cerise, les morceaux de poivron, les champignons et les lardons. Faire cuire au four en évitant le contact des brochettes avec la plaque de cuisson ou la grille (faire reposer par exemple les brochettes sur un plat à gratin à bords hauts).

Savourer avec du riz accompagné du jus et du zeste d'un citron non traité.

POISSONS

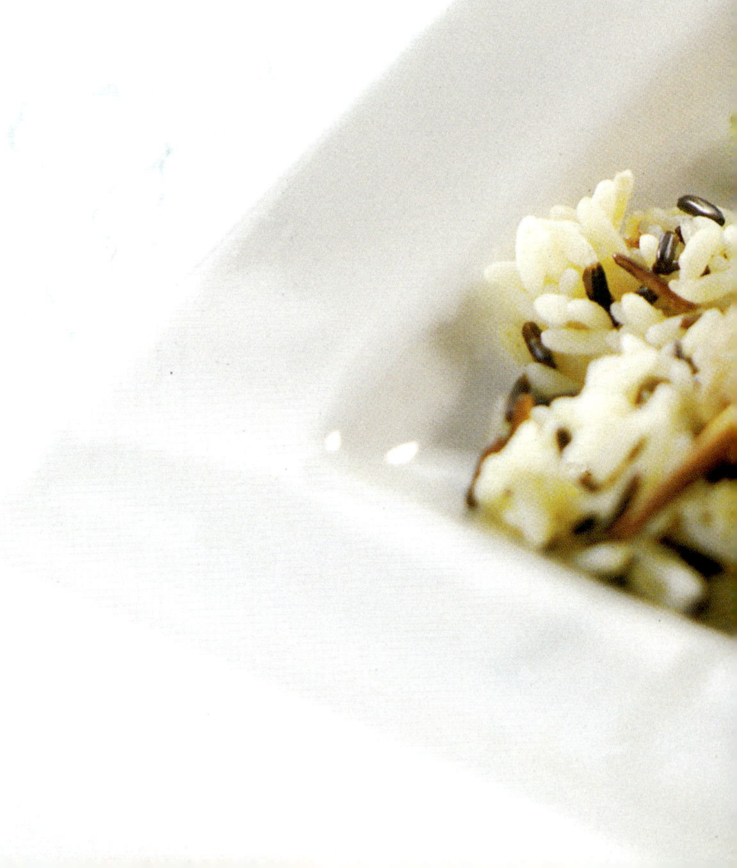

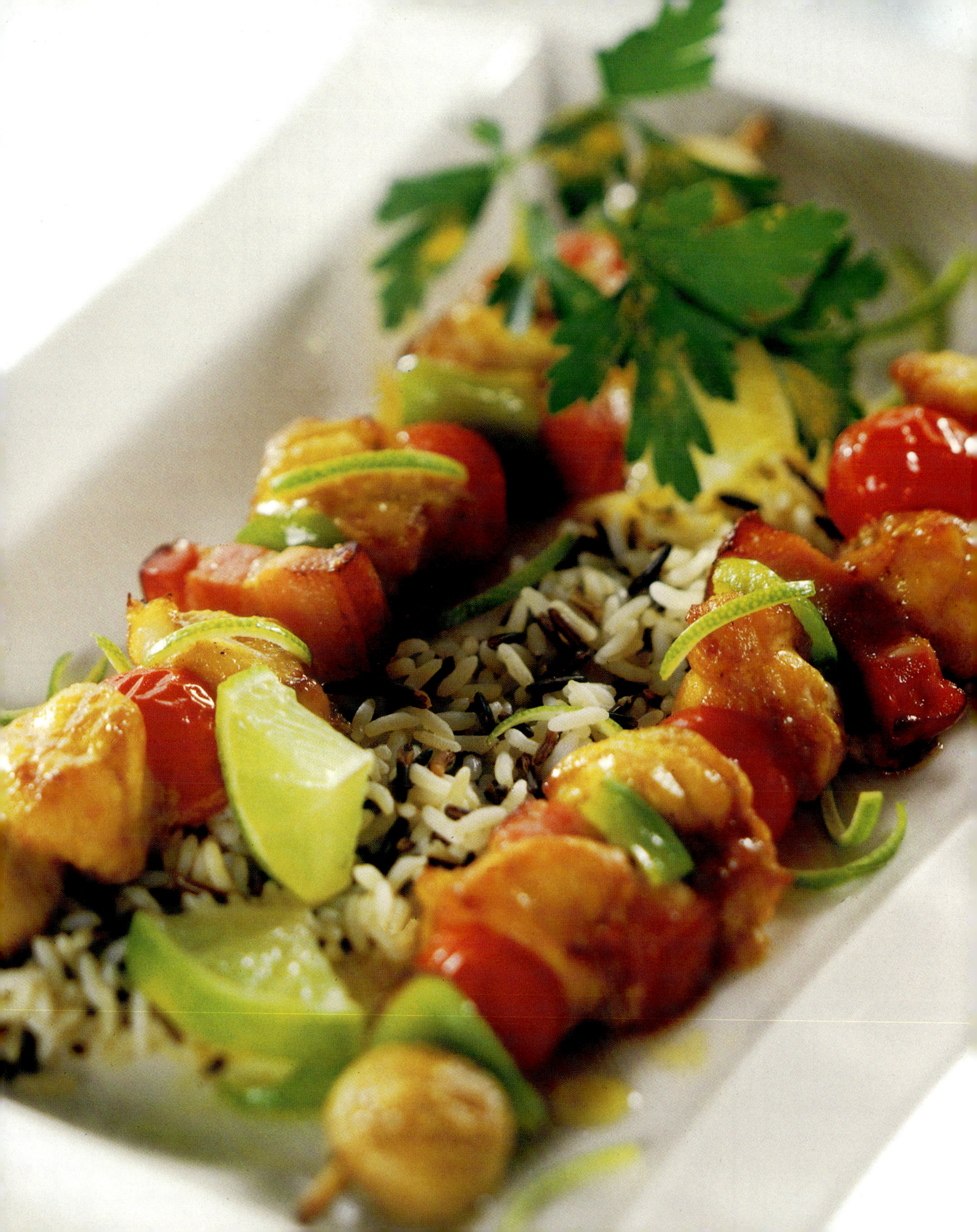

340 kcal/pers.
Lipides : 15 g/pers.

4 pers.
Préparation : 20 min
Cuisson : 25 min

4 blancs de dinde
2 cuil. à soupe d'huile d'olive
2 courgettes
1 poivron rouge
300 g de béchamel
1 dosette de safran
1 cuil. à café de thym
Sel, poivre.

Fricassée de dinde à la provençale

Dans une cocotte, faire sauter les blancs de dinde découpés avec un peu d'huile. Laver et couper les légumes en bâtonnets. Les ajouter et faire cuire 20 minutes à feu doux, en remuant de temps en temps. Préparer une béchamel et ajouter le safran et le thym. Ajouter à la viande. Laisser mijoter 5 minutes.

VOLAILLES

305 kcal/pers.
Lipides : 10 g/pers.

4 pers.
Préparation : 15 min
Cuisson : 20 min

1 poivron jaune
1 poivron rouge
1 oignon
2 cuil. à soupe d'huile d'olive
400 g de pulpe de tomate
4 cuil. à café de fond de volaille
15 cl de vin blanc sec
8 râbles de lapin
Sel, poivre.

Râbles de lapin au parfum du Sud

Laver les poivrons, les épépiner puis les tailler en lanières. Peler l'oignon et le hacher finement. Faire dorer les râbles de lapin dans une sauteuse contenant 1 cuillerée à soupe d'huile d'olive bien chaude. Assaisonner. Les réserver. Dans la même sauteuse, verser l'autre cuillerée d'huile d'olive et faire revenir l'oignon haché. Ajouter les lanières de poivron et la pulpe de tomate. Couvrir et faire mijoter environ 15 minutes. Diluer le fond de volaille dans le vin blanc et 5 cl d'eau. Verser le tout dans la sauteuse. Mélanger. Ajouter les râbles de lapin, couvrir et prolonger la cuisson de 5 minutes. Rectifier l'assaisonnement au besoin et servir.

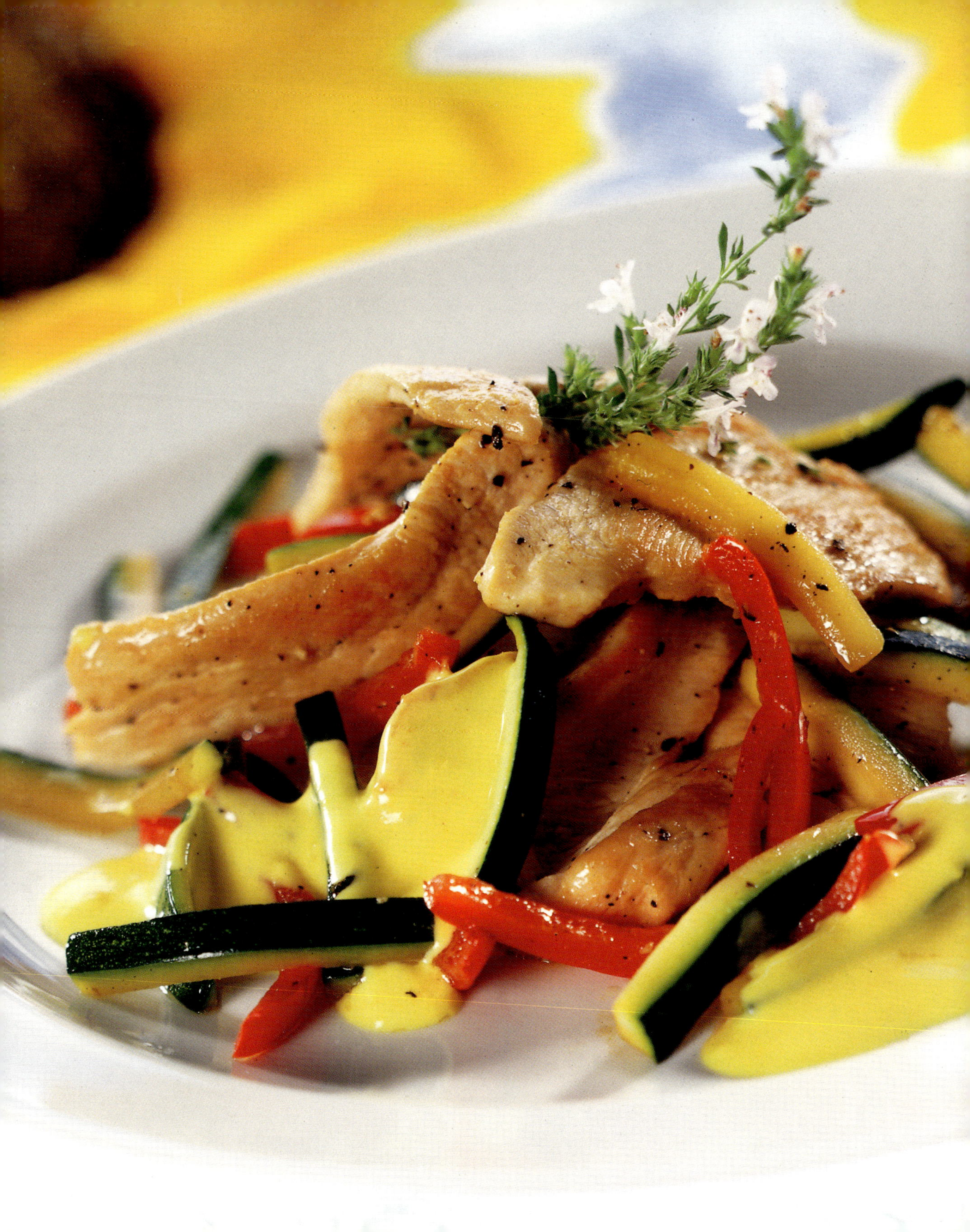

Papillotes épicées

255 kcal/pers.
Lipides : 3 g/pers.

4 pers.
Préparation : 15 min
Cuisson : 20 min

1 courgette
4 escalopes de poulet
2 grosses pommes de terre
8 pruneaux dénoyautés
2 cuil. à café rases d'un mélange quatre-épices
4 cuil. à café de fond de volaille
Sel, poivre.

Laver et couper la courgette en fines rondelles. Couper les escalopes de poulet en dés. Peler, laver et découper les pommes de terre en fines rondelles. Sur chaque feuille de papier sulfurisé, répartir les pommes de terre puis le poulet. Ajouter dessus les rondelles de courgette et les pruneaux. Saupoudrer du mélange quatre-épices. Délayer le fond de volaille dans 10 cl d'eau et verser sur les papillotes. Refermer les papillotes et les faire cuire 7 minutes au four à micro-ondes 850 W ou 20 minutes au four traditionnel à 210 °C (th. 7).

Ratatouille à la viande

260 kcal/pers.
Lipides : 9 g/pers.

4 pers.
Préparation : 20 min
Cuisson : 30 min

1 oignon
4 escalopes de poulet
2 courgettes
4 tomates
1 cuil. à soupe d'huile d'olive
1 cuil. à café de thym
1 gousse d'ail écrasée sans le germe
Persil haché
2 grosses cuil. à soupe de tapenade
Sel, poivre.

Peler et hacher l'oignon. Couper les escalopes de poulet en gros dés. Laver et couper en gros dés les courgettes et les tomates. Dans une sauteuse contenant l'huile chaude, faire revenir l'oignon et les dés de poulet environ 5 minutes à feu vif. Ajouter les légumes, le thym, l'ail et le persil. Mélanger bien et laisser cuire à feu doux pendant environ 25 minutes. Rectifier l'assaisonnement. Au moment de servir, ajouter la tapenade et mélanger.

VOLAILLES

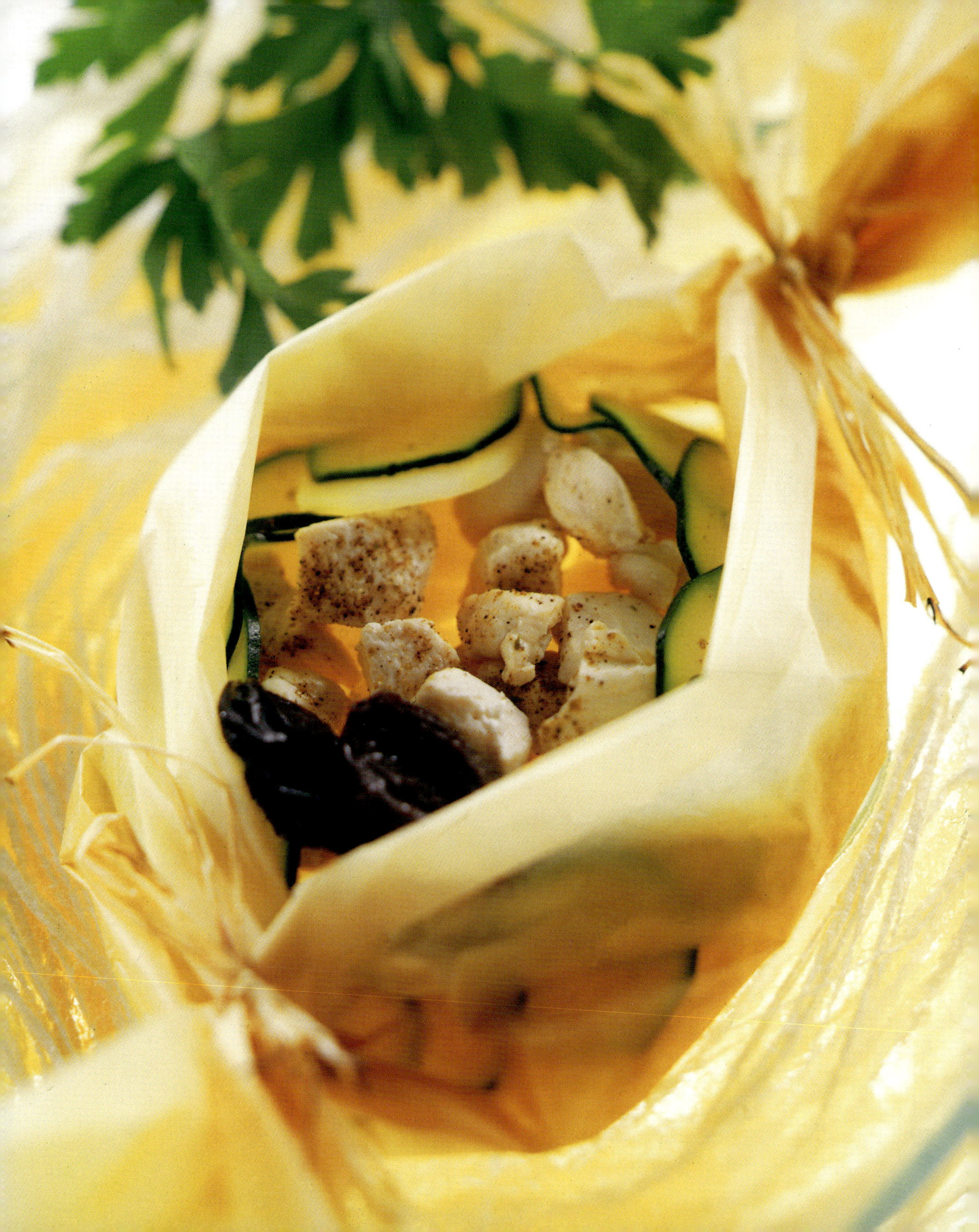

225 kcal/pers.
Lipides : 7 g/pers.

4 pers.
Préparation : 10 min
Cuisson : 20 min

3 brins de persil frisé
1 oignon
1/2 tomate
1/2 courgette
400 g de viande de bœuf hachée à 5 % de M.G.
1 gousse d'ail écrasée sans le germe
1 cuil. à soupe d'huile d'olive
1 cuil. à café de concentré de tomates
4 cuil. à café de fond de veau
10 cl de vin blanc
Sel, poivre.

Boulettes de bœuf tomatées

Laver et ciseler finement le persil. Peler l'oignon et le hacher finement. Laver et couper la demi-tomate et la demi-courgette en dés. À l'aide d'une fourchette, mélanger la viande hachée avec l'ail, l'oignon et le persil. Saler, poivrer et former des boulettes. Dans une poêle, faire chauffer l'huile d'olive et y faire dorer les boulettes. Ajouter les dés de tomate, de courgette, le concentré de tomates, le fond de veau, le vin blanc et 30 cl d'eau. Laisser cuire environ 10 minutes à feu doux. Verser dans un plat et servir aussitôt.

VIANDES

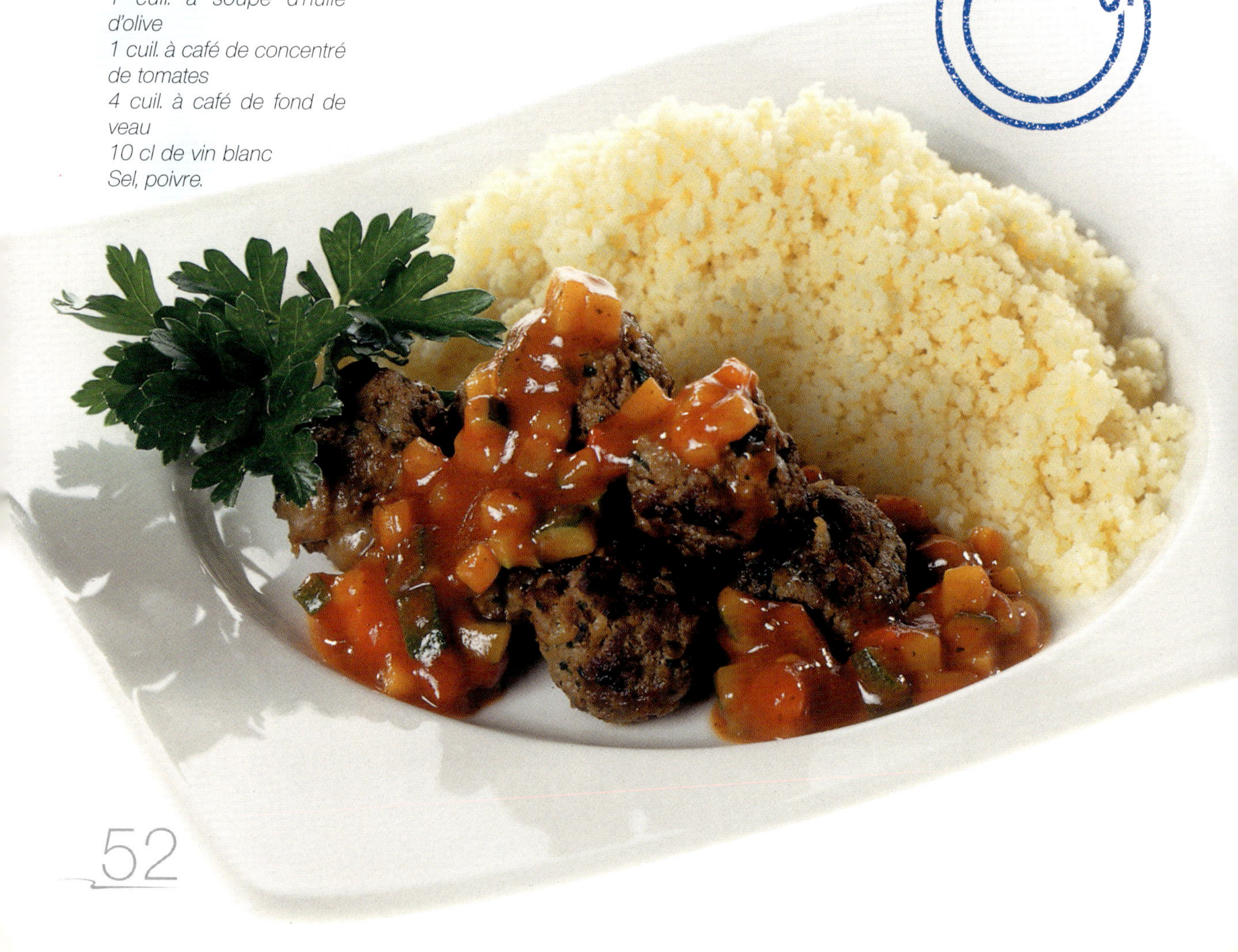

Émincé de bœuf

230 kcal/pers.
Lipides : 10 g/pers.

4 pers.
Préparation : 10 min
Cuisson : 15 min

300 g de bœuf pour fondue
1 poivron jaune
2 carottes
1 oignon
Quelques brins de coriandre fraîche
300 g de haricots mange-tout
2 cuil. à soupe d'huile
3 cuil. à soupe de sauce de soja
Sel, poivre.

Émincer le bœuf en fines lamelles. Laver, épépiner et émincer le poivron. Laver, peler et couper des lamelles de carotte. Peler et émincer l'oignon.

Laver et effeuiller la coriandre. Faire cuire à l'eau bouillante salée les haricots. Les égoutter. Dans une poêle contenant l'huile chaude, faire sauter les émincés de bœuf à feu vif. Ajouter l'oignon, les carottes, le poivron et laisser cuire 5 minutes à feu vif. Ajouter les haricots et poursuivre la cuisson encore 5 minutes en remuant de temps en temps. Ajouter la sauce de soja, rectifier l'assaisonnement, mélanger et parsemer de feuilles de coriandre.

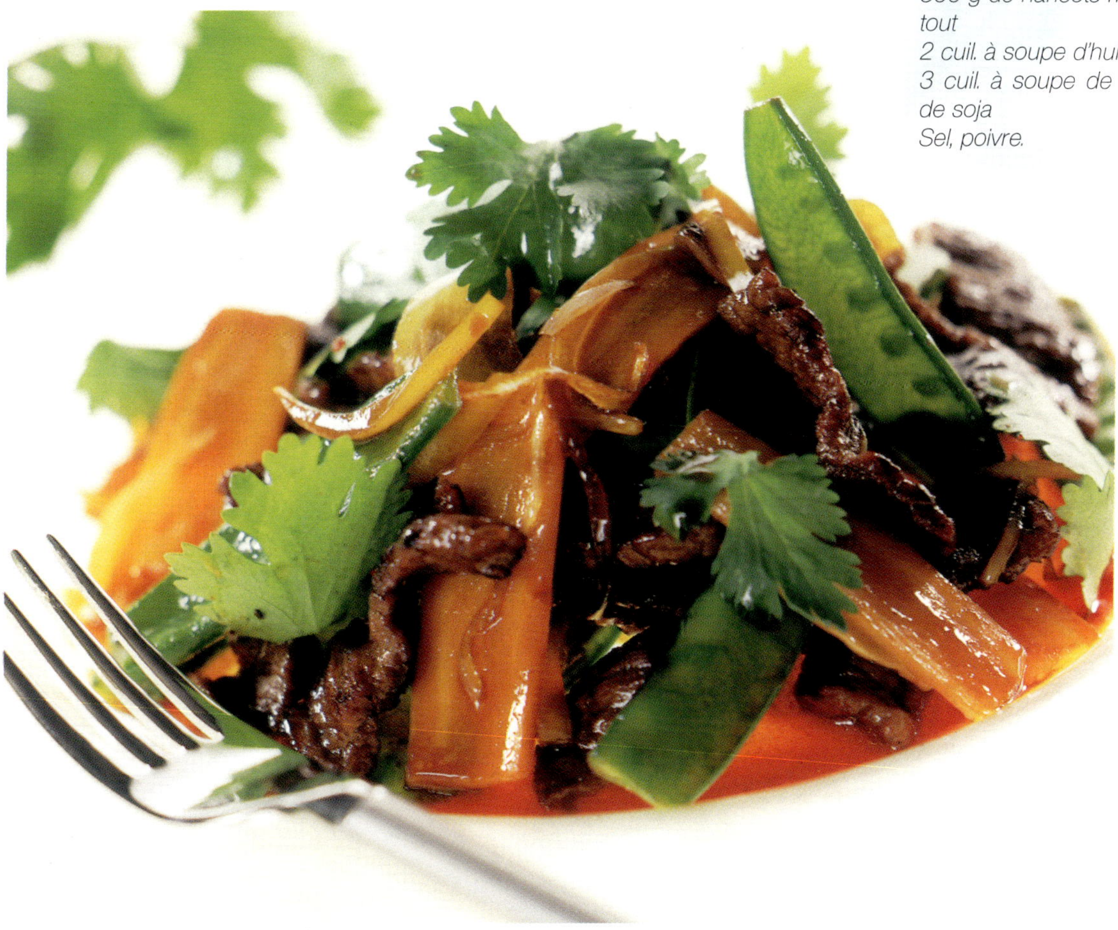

Sauté de veau à la tomate

185 kcal/pers.
Lipides : 3 g/pers.

6 pers.
Préparation : 15 min
Cuisson : 1 h

2 oignons
2 carottes
1 cube de bouillon de veau
25 cl de vin rosé
50 g de concentré de tomates
Thym, laurier
600 g de quasi de veau coupé en morceaux
Sel, poivre.

Mettre dans l'autocuiseur les oignons et les carottes épluchés, lavés et émincés. Diluer le cube de bouillon dans 2 verres d'eau. Dans l'autocuiseur, ajouter le vin, le bouillon reconstitué, 1 verre d'eau, le concentré de tomates, le thym et le laurier. Saler, poivrer. Porter à ébullition. Au bout de 5 minutes, disposer les morceaux de veau dans la sauce bouillante. Fermer l'autocuiseur et faire cuire en laissant tourner la soupape pendant 50 minutes.

Gigot d'agneau à la sauge

345 kcal/pers.
Lipides : 22 g/pers.

4 pers.
Préparation : 15 min
Cuisson : 10 min

500 g de gigot d'agneau dégraissé
1 aubergine
1 tomate
1 oignon
5 cuil. à café de fond de veau
2 cuil. à soupe d'huile d'olive
Feuilles de sauge fraîches
Sel, poivre.

Couper l'agneau en cubes. Laver l'aubergine et la tomate et les découper en petits dés avec leur peau. Peler et hacher l'oignon. Diluer le fond de veau dans 40 cl d'eau. Dans une poêle contenant l'huile d'olive chaude, faire dorer l'agneau et l'oignon à feu vif. Assaisonner. Ajouter l'aubergine en dés et la sauge. Laisser cuire à feu vif 3 minutes. Ajouter le fond de veau et la tomate. Laisser cuire environ 5 minutes jusqu'à ce que la sauce épaississe.

VIANDES

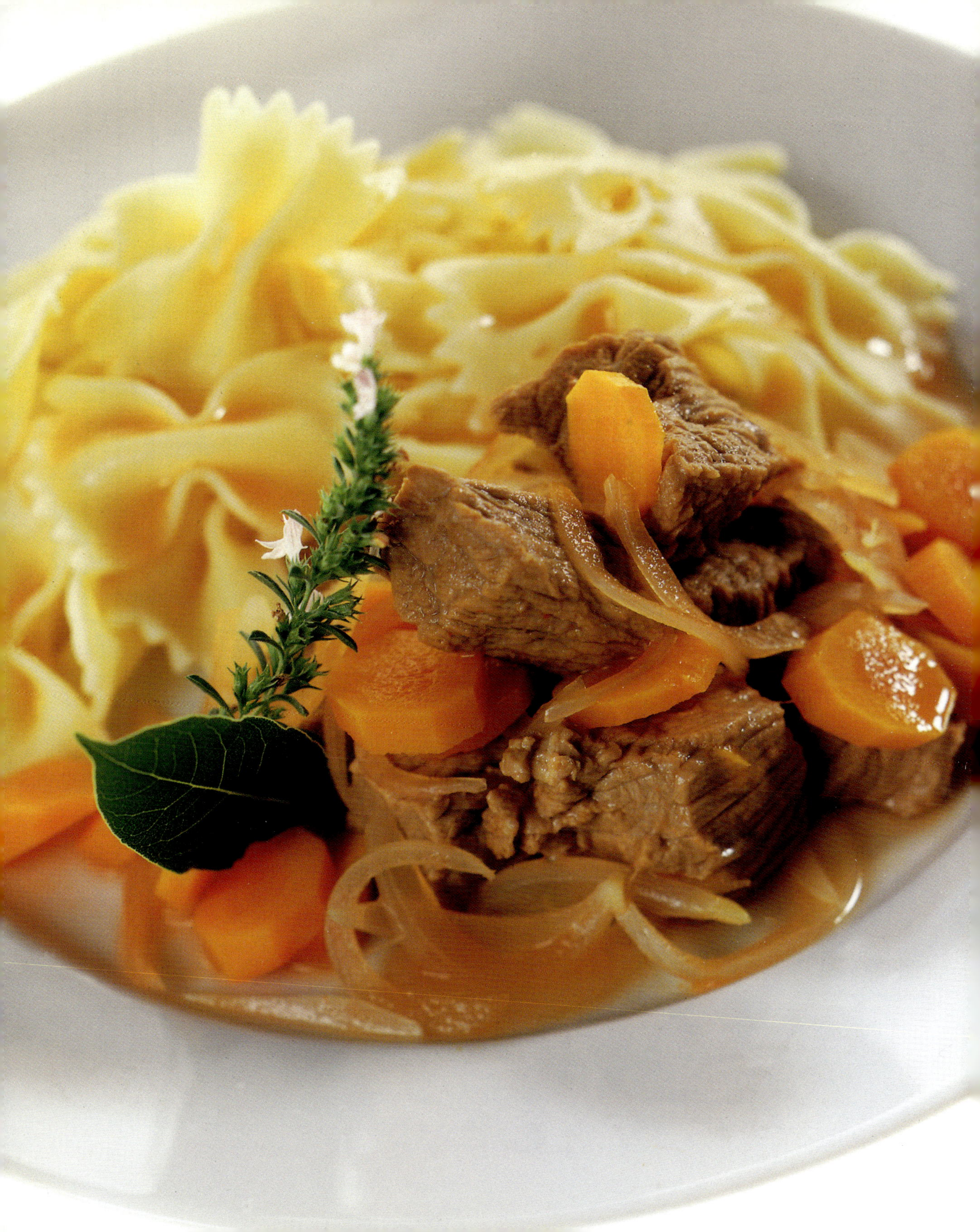

Lasagnes aux courgettes

350 kcal/pers.
Lipides : 15 g/pers.

4 pers.
Préparation : 15 min
Cuisson : 25 min

12 feuilles de lasagnes
2 cuil. à soupe d'huile d'olive
400 g de viande hachée à 5 % de M.G.
400 g de sauce tomate
1 yaourt à la grecque nature
200 g de mozzarella
600 g de courgettes
Herbes de Provence
Sel, poivre.

Faire bouillir 1,5 l d'eau avec du sel et blanchir les feuilles de lasagne pendant 3 minutes environ. Les égoutter. Dans une poêle, faire chauffer l'huile d'olive et ajouter la viande hachée en remuant avec une spatule en bois pour mieux émietter la viande. Lorsqu'elle est bien cuite, ajouter la sauce tomate, mélanger et laisser mijoter 5 minutes environ jusqu'à ce que la sauce épaississe. Hors du feu, ajouter le yaourt et bien mélanger. Découper la mozzarella en lamelles. Laver les courgettes et les essuyer. Les couper en deux dans le sens de la longueur. À l'aide d'un couteau-économe, tailler les courgettes en bandes de la longueur des feuilles de lasagne. Huiler légèrement un plat à gratin avec le reste d'huile d'olive, disposer une couche de courgettes et de sauce, recouvrir de feuilles de lasagne et napper de sauce. Recommencer ainsi de suite et monter les lasagnes en réalisant des couches. Terminer par une couche de sauce. Répartir la mozzarella et les herbes de Provence dessus. Enfourner à 210 °C (th. 7) et faire cuire pendant 20 minutes au minimum.

Si, pendant la cuisson, les lasagnes semblent trop sèches, ajouter un demi-verre d'eau chaude.

GARNITURES

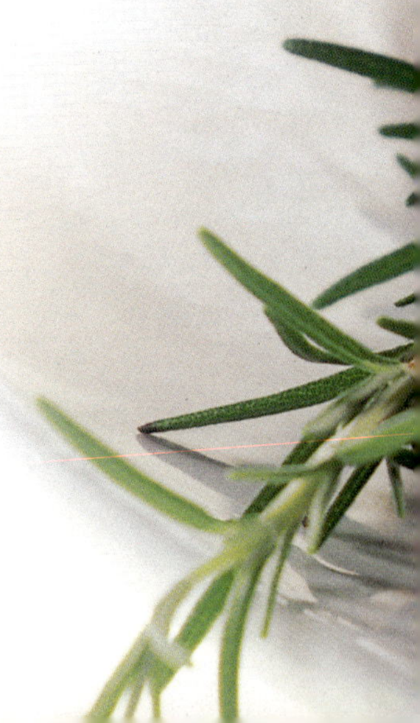

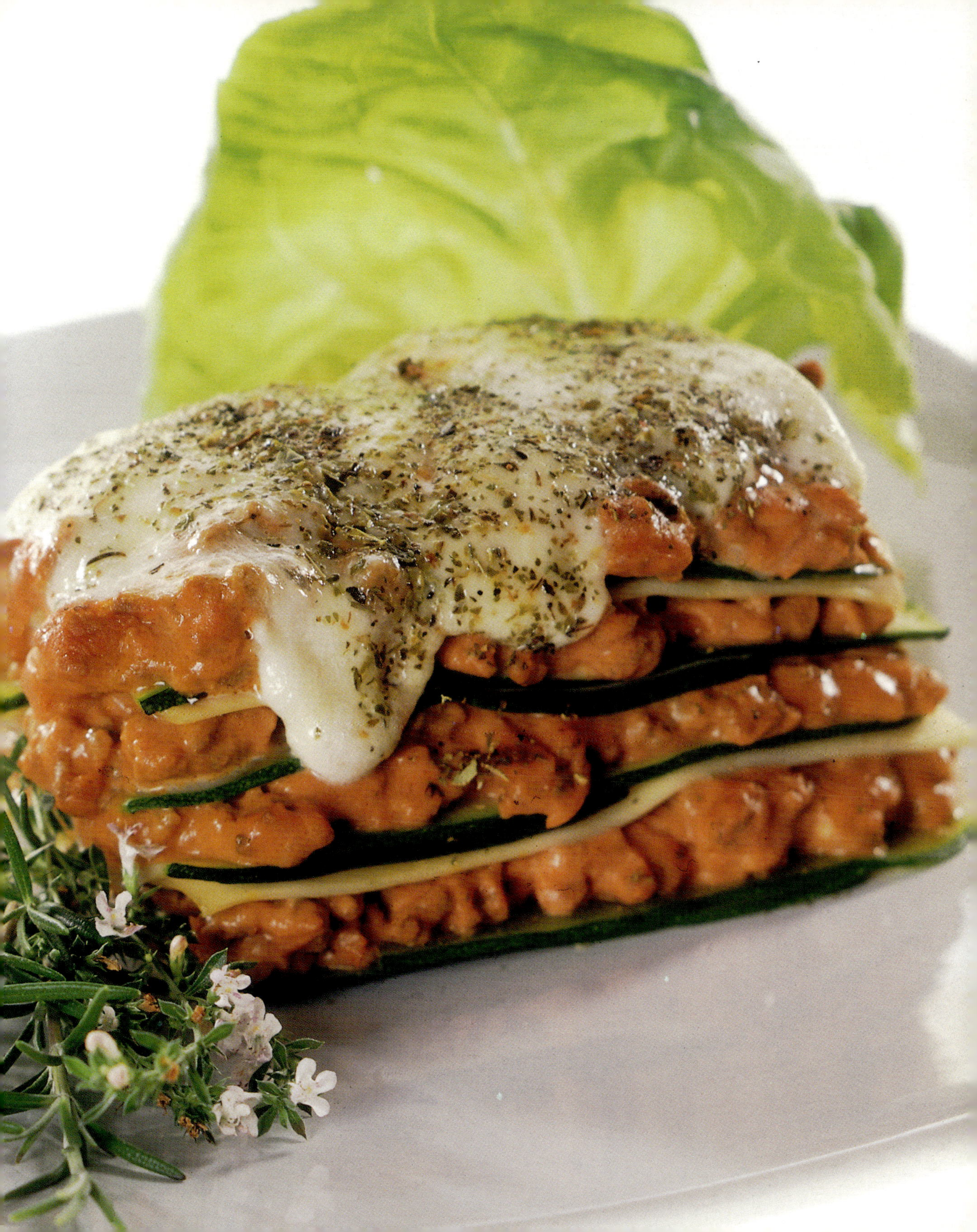

Aubergines à l'italienne

300 kcal/pers.
Lipides : 22 g/pers.

4 pers.
Préparation : 15 min
Cuisson : 50 min

2 aubergines de taille moyenne
2 cuil. à soupe d'huile d'olive
1 bocal de sauce bolognaise du commerce
125 g de mozzarella
8 olives vertes dénoyautées
4 cuil. à soupe de chapelure
3 cuil. à café de parmesan râpé
2 cuil. à café de basilic haché surgelé (ou 1 cuil. à café de basilic frais haché ou 3 cuil. à café de basilic haché en poudre)
Sel, poivre.

Enlever le pédoncule des aubergines, les laver et les couper en deux dans le sens de la longueur. À l'aide d'un couteau, tracer des lignes dans la chair. Verser sur le dessus quelques gouttes d'huile d'olive. Mettre chaque demi-aubergine dans une feuille d'aluminium et fermer les papillotes. Faire cuire 30 minutes dans le four, à 210 °C (th. 7). Pendant ce temps, verser le contenu d'un bocal de sauce tomate cuisinée dans un bol. Découper la mozzarella en petits cubes et l'ajouter à la sauce avec les olives préalablement coupées en fines lamelles, la chapelure, l'huile d'olive et 2 cuillerées à soupe de parmesan râpé. Bien mélanger. Retirer la chair des aubergines cuites, la hacher grossièrement, et l'ajouter au mélange. Réserver les peaux. Les farcir avec la préparation, saupoudrer le reste de parmesan et faire cuire au four 20 minutes à 210 °C (th. 7).

GARNITURES

LA MÉSOPOTAMIE : LE RICHE BERCEAU DE LA CUISINE MÉDITERRANÉENNE.

Au IIIe millénaire avant notre ère, la Mésopotamie n'importait presque pas de denrées alimentaires. Elle produisait déjà localement des céréales, des légumes, des fruits, des bulbes, des herbes condimentaires, du gros et du menu bétail, du lait, du beurre, du miel… et bien sûr connaissait l'art de la pêche. Le degré de raffinement qu'elle atteignait pour la préparation de ces produits était extrême : elle avait plus de 300 sortes de pains, 18 genres de fromages, 30 façons de fabriquer la bière… Elle connaissait déjà la plupart des préparations, des types de cuisson et des procédés de conservation des aliments. Et elle a même inventé les tavernes ! Ces origines ont bâti les fondements des traditions culinaires du bassin méditerranéen.

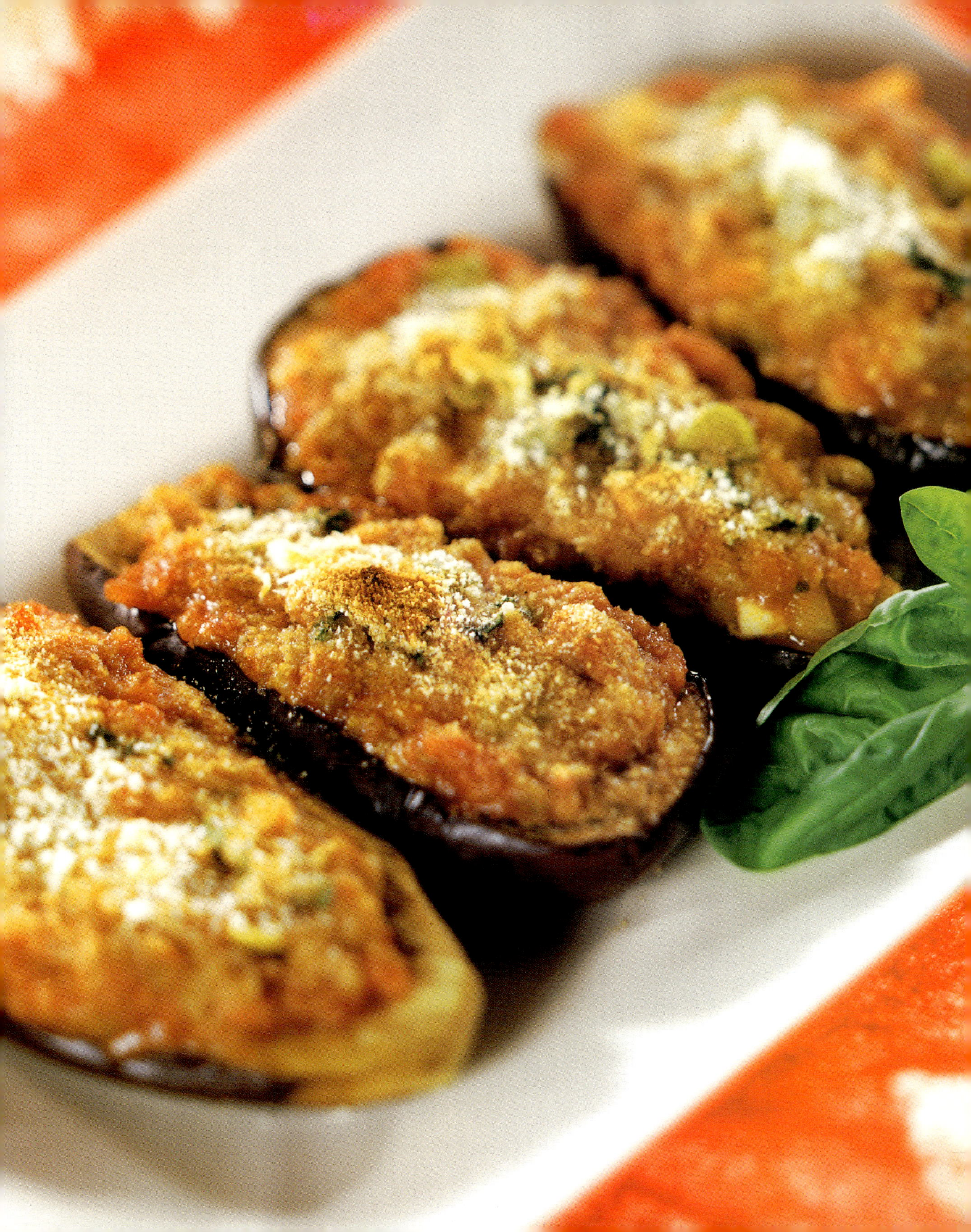

Curry d'aubergines

170 kcal/pers.
Lipides : 6 g/pers.

4 pers.
Préparation : 15 min
Cuisson : 20 min

1 gros oignon
2 aubergines
1 courgette
2 cuil. à soupe d'huile d'olive
1 cube de bouillon de légumes
1 petite boîte de tomates pelées
3 cuil. à café de curry
1 pointe de cumin
1 boîte égouttée de 400 g de pois chiches
Sel, poivre.

Peler et couper l'oignon en lamelles. Laver et couper les aubergines et la courgette en cubes. Dans une sauteuse, faire chauffer l'huile. Ajouter l'aubergine et l'oignon. Les faire dorer à feu vif pendant environ 5 minutes. Ajouter 40 cl d'eau, le bouillon de légumes, les tomates, la courgette, le curry et le cumin. Mélanger et laisser mijoter environ 10 minutes. Assaisonner selon le goût. Ajouter les pois chiches égouttés et faire mijoter le tout environ 5 minutes.

Gratin d'aubergines

285 kcal/pers.
Lipides : 22 g/pers.

4 pers.
Préparation : 10 min
Cuisson : 45 min

2 aubergines moyennes
4 cuil. à soupe d'huile d'olive
4 tomates
1 pot de sauce tomate cuisinée du commerce
8 tranches de bacon
Parmesan râpé
Origan
Fleur de sel, poivre.

Laver et découper les aubergines en deux dans le sens de la longueur. Dans des plats à gratin individuels, déposer les aubergines. Les inciser avec un couteau. Ajouter l'huile. Saler. Les recouvrir d'une couche de tranches épaisses de tomate. Faire cuire au four, à 180 °C (th. 6), environ 15 minutes. Ajouter la sauce tomate et poursuivre la cuisson pendant 20 minutes. Au moment de servir, ajouter le bacon et saupoudrer de parmesan râpé et d'origan. Passer au gril pour faire dorer.

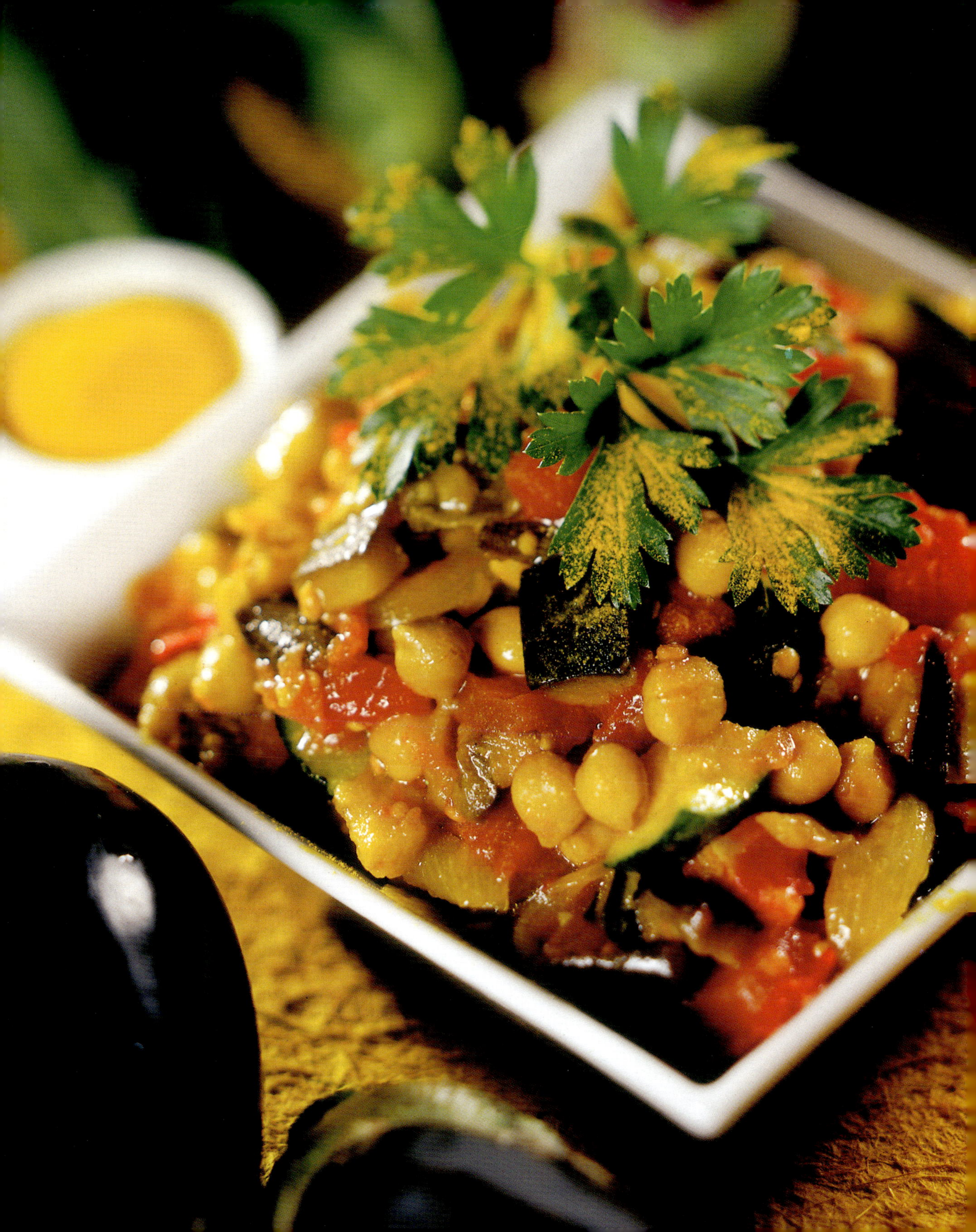

Blé au bacon

580 kcal/pers.
Lipides : 20 g/pers.

4 pers.
Préparation : 10 min
Cuisson : 20 min

2 oignons
2 poireaux
3 tomates
1 poivron vert
16 tranches de bacon
1 cuillerée à soupe d'huile
1 cube de bouillon de volaille
1 petit piment rouge finement hâché
250 g de blé.

Peler et hacher les oignons. Ôter le pied et le vert des poireaux. Les couper en fines rondelles. Laver et couper les tomates en petits dés. Laver, épépiner et couper le poivron en petits dés. Couper le bacon en lamelles. Dans une sauteuse contenant l'huile chaude, faire dorer les oignons. Ajouter 50 cl d'eau, le cube de bouillon de volaille et le reste des ingrédients. Faire cuire environ 20 minutes à feu moyen à couvert.

Gratin de blé

515 kcal/pers.
Lipides : 33 g/pers.

6 pers.
Préparation : 10 min
Cuisson : 40 min

1 grosse aubergine
2 cuil. à soupe d'huile d'olive
120 g de mozzarella
250 g de blé
1 pot de 400 g de sauce bolognaise du commerce
Sel, poivre.

Laver et couper l'aubergine en dés. Dans une poêle, la faire dorer avec l'huile d'olive. Égoutter et couper la mozzarella en dés. Dans un plat à gratin, mélanger le blé, 35 cl d'eau et la sauce bolognaise. Saler, poivrer. Répartir dessus les dés d'aubergine et de mozzarella. Faire cuire au four, à 180 °C (th. 6), pendant 30 à 40 minutes.

GARNITURES

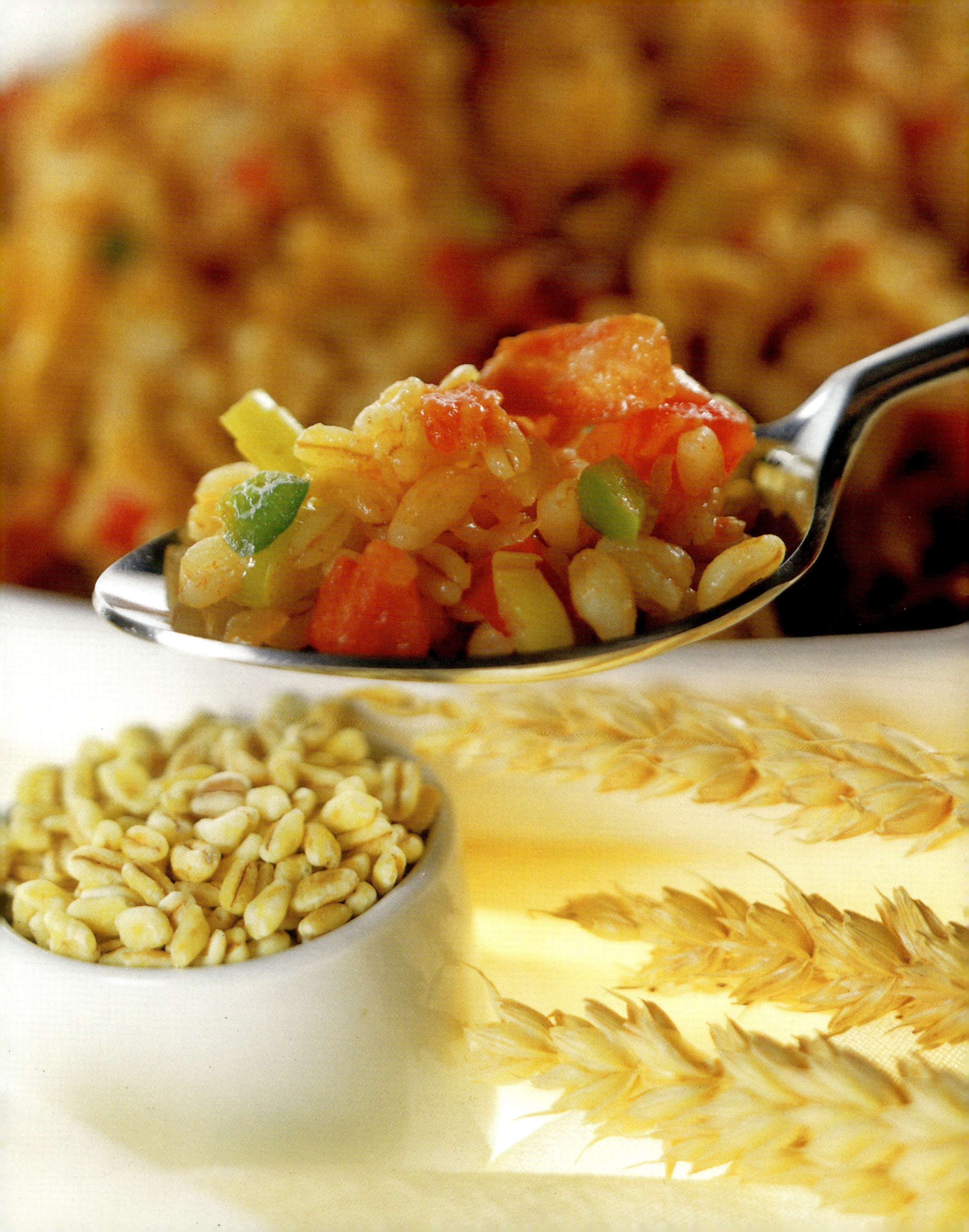

Salade de fruits à la lavande

80 kcal/pers.
Lipides : 0,5 g/pers.

4 pers.
Préparation : 15 min
Réfrigération : 30 min

250 g de fraises fraîches
1 pamplemousse
2 kiwis
1 pomme
2 cuil. à soupe de jus de citron
1 cuil. à café de fleurs de lavande séchées
Édulcorant ou sucre en poudre
Quelques feuilles de menthe en décoration.

Laver et préparer tous les fruits :

– équeuter et couper les fraises en deux ;

– éplucher le pamplemousse à vif et séparer les quartiers ;

– éplucher et couper les kiwis en morceaux (en prenant soin d'ôter la partie dure) ;

– couper la pomme en petits dés et verser dessus le jus de citron.

Passer au mixeur la moitié des fraises et 1 kiwi. Ajouter à cette soupe la lavande, bien mélanger et faire macérer le tout 30 minutes au réfrigérateur dans un récipient fermé. Disposer les fruits dans un plat creux et verser un peu de soupe à la lavande dessus. Servir aussitôt.

DESSERTS

Compote en gratin

135 kcal/pers.
Lipides : 1,3 g/pers.

4 pers.
Préparation : 5 min
Cuisson : 1 min

2 pommes golden
2 bananes bien mûres
4 biscuits petit-beurre
Coulis de fruits rouges.

Laver les pommes. Peler les fruits et écraser les bananes avec une fourchette. Râper finement les pommes à l'aide d'une râpe à légumes. Émietter les biscuits de manière à obtenir une sorte de chapelure. Verser les fruits dans un plat, saupoudrer de miettes de biscuit. Placer 1 minute sous le gril du four. Laisser tiédir et servir avec un coulis de fruits rouges.

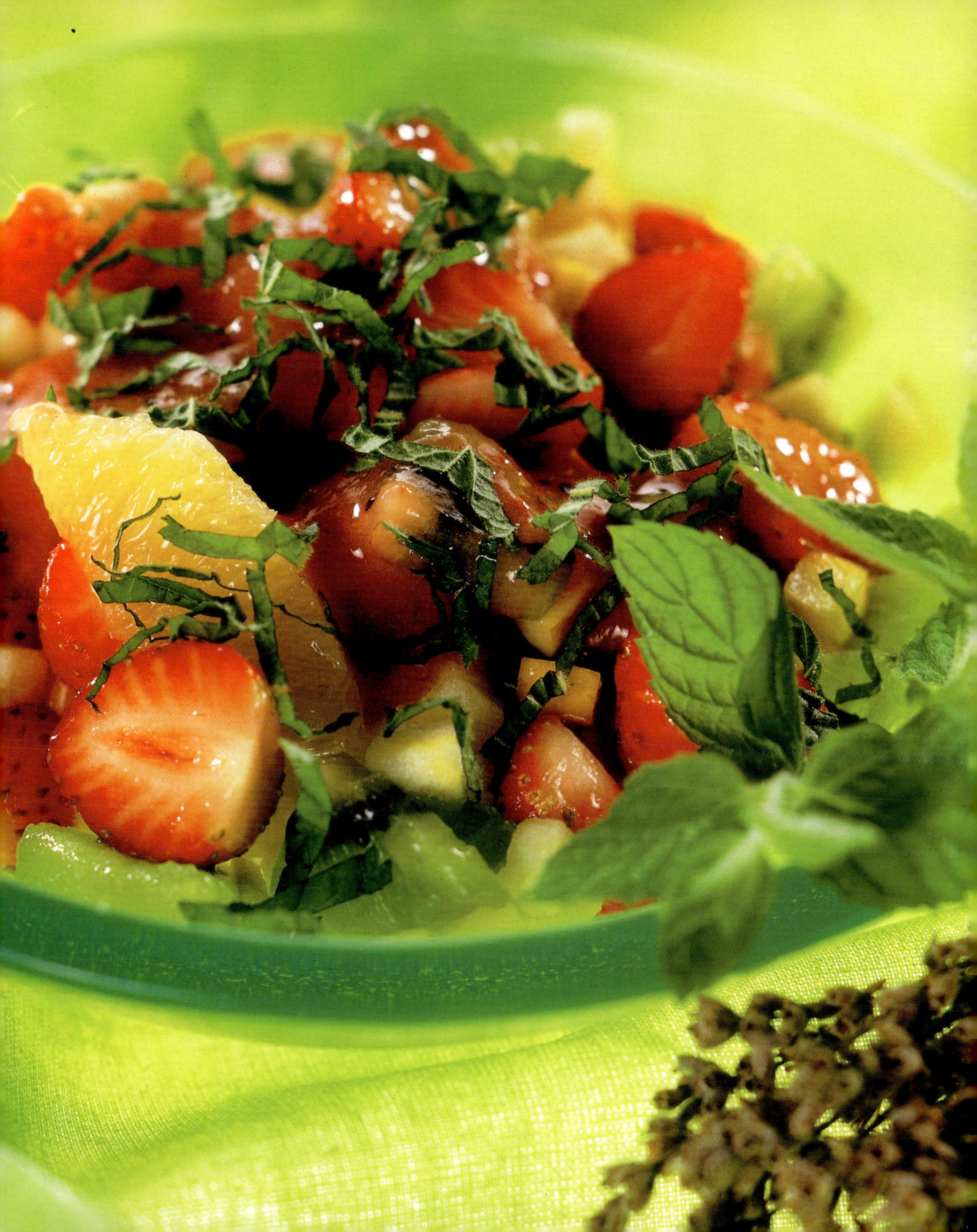

Mousse de cerises

235 kcal/pers.
Lipides : 4 g/pers.

6 pers.
Préparation : 10 min
Réfrigération :
1 h 15 min

20 cl de lait concentré non sucré
500 g de cerises
80 g de sucre en poudre
Le jus de 1/2 citron.

Verser le lait dans un saladier et le placer 15 minutes au congélateur. Laver les cerises et retirer les noyaux. Les mixer avec le sucre et le jus de citron. Verser la préparation dans un saladier. Monter le lait en mousse avec un batteur électrique. Ajouter délicatement la mousse de lait à la purée de cerises. Verser dans des coupelles individuelles et laisser prendre au moins 1 heure au réfrigérateur.

Petits soufflés à l'abricot et au chocolat

175 kcal/pers.
Lipides : 7 g/pers.

4 pers.
Préparation : 10 min
Cuisson : 15 min

2 carrés de chocolat noir à 70 %
3 œufs
2 yaourts à l'abricot
3 cuil. à soupe de farine
2 cuil. à soupe de sucre glace
Une pincée de sel.

À l'aide d'un couteau, hacher le chocolat en petites pépites. Séparer les jaunes des blancs d'œufs. Mélanger les jaunes avec les yaourts et la farine. Monter les blancs d'œufs en neige avec une pincée de sel puis incorporer le sucre glace. Mélanger délicatement les deux préparations et répartir l'ensemble dans des plats à gratin individuels. Saupoudrer de pépites de chocolat et faire cuire au four, à 150 °C (th. 5), environ 15 minutes.

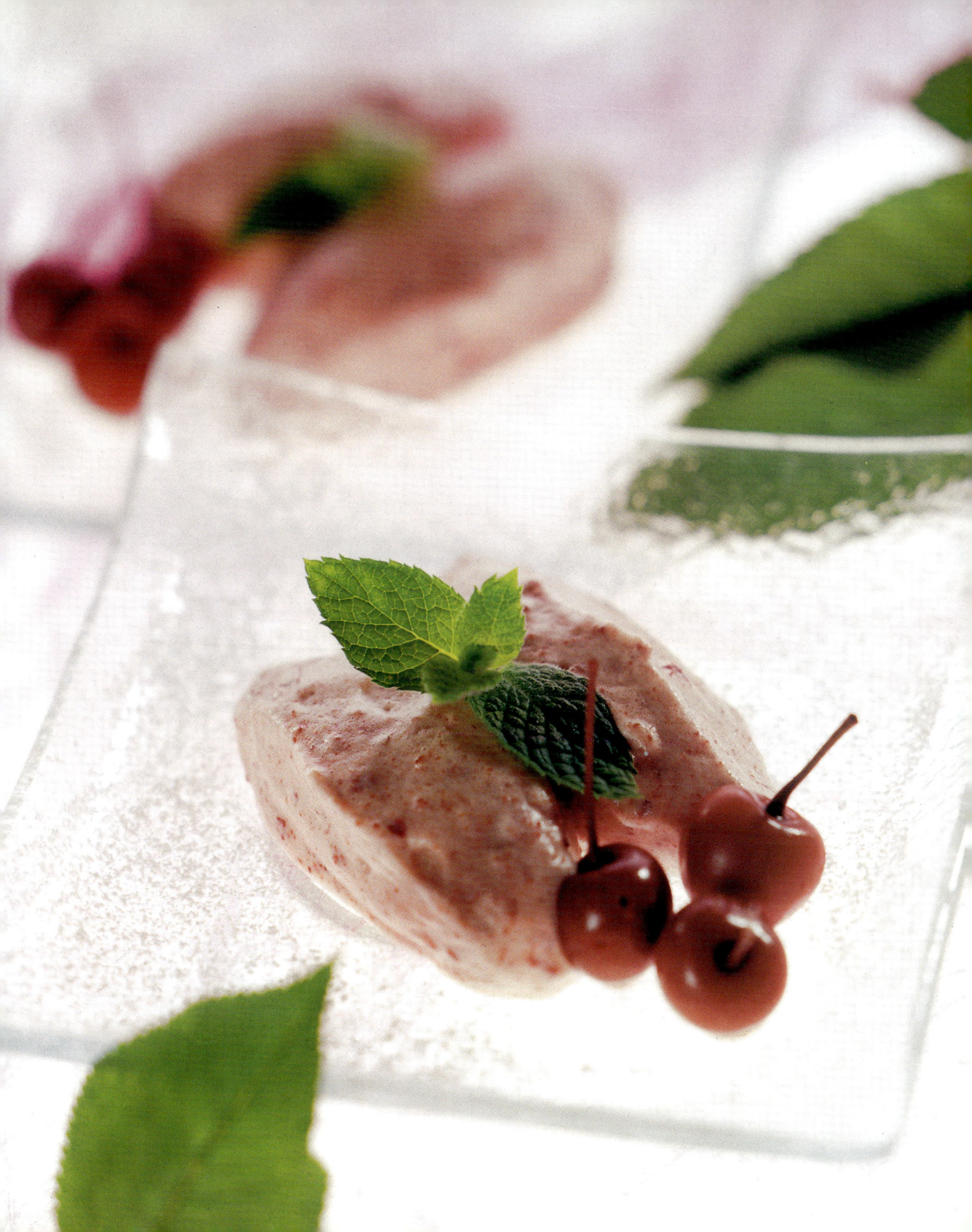

Crème vanillée au thym

145 kcal/pers.
Lipides : 5 g/pers.

4 pers.
Préparation : 20 min
Cuisson : 35 min
Repos : 10 min

2 œufs
60 g de sucre en poudre
50 cl de lait demi-écrémé
2 gousses de vanille
1 petit bouquet de thym (frais ou séché).

Dans un saladier, mélanger les œufs entiers et le sucre. Faire bouillir le lait avec les gousses de vanille fendues en deux. Hors du feu, ajouter le bouquet de thym et laisser infuser environ 10 minutes. Passer le lait afin de retirer les fleurs de thym et les gousses de vanille puis le verser sur le mélange œufs – sucre sans cesser de remuer. Remplir des ramequins individuels avec cette préparation. Les déposer sur la grille du four et faire cuire environ 30 minutes à 150 °C (th. 5). Laisser tiédir les crèmes.

Petits flans de mûres

205 kcal/pers.
Lipides : 14 g/pers.

4 pers.
Préparation : 15 min
Cuisson : 30 min

2 barquettes de mûres
20 g de beurre
1 grosse cuil. à soupe de cassonade ou de vergeoise
3 œufs
20 cl de crème fraîche à 15 % de M.G.
200 g de fromage blanc à 0 % de M.G.
1 cuil. à café de vanille (liquide ou en poudre).

Laver les mûres. Les faire cuire avec un peu de beurre et le sucre à la poêle (juste le temps de les faire ramollir un peu et de récupérer le jus). Préparer le flan en mélangeant les œufs, la crème, le fromage blanc et la vanille. Dans des ramequins beurrés, disposer les mûres puis verser dessus le mélange. Faire cuire au four au bain-marie à 180 °C (th. 6) pendant environ 25 à 30 minutes selon la taille des plats (la lame d'un couteau insérée dans le flan doit en ressortir sans que la crème n'y attache).

DESSERTS

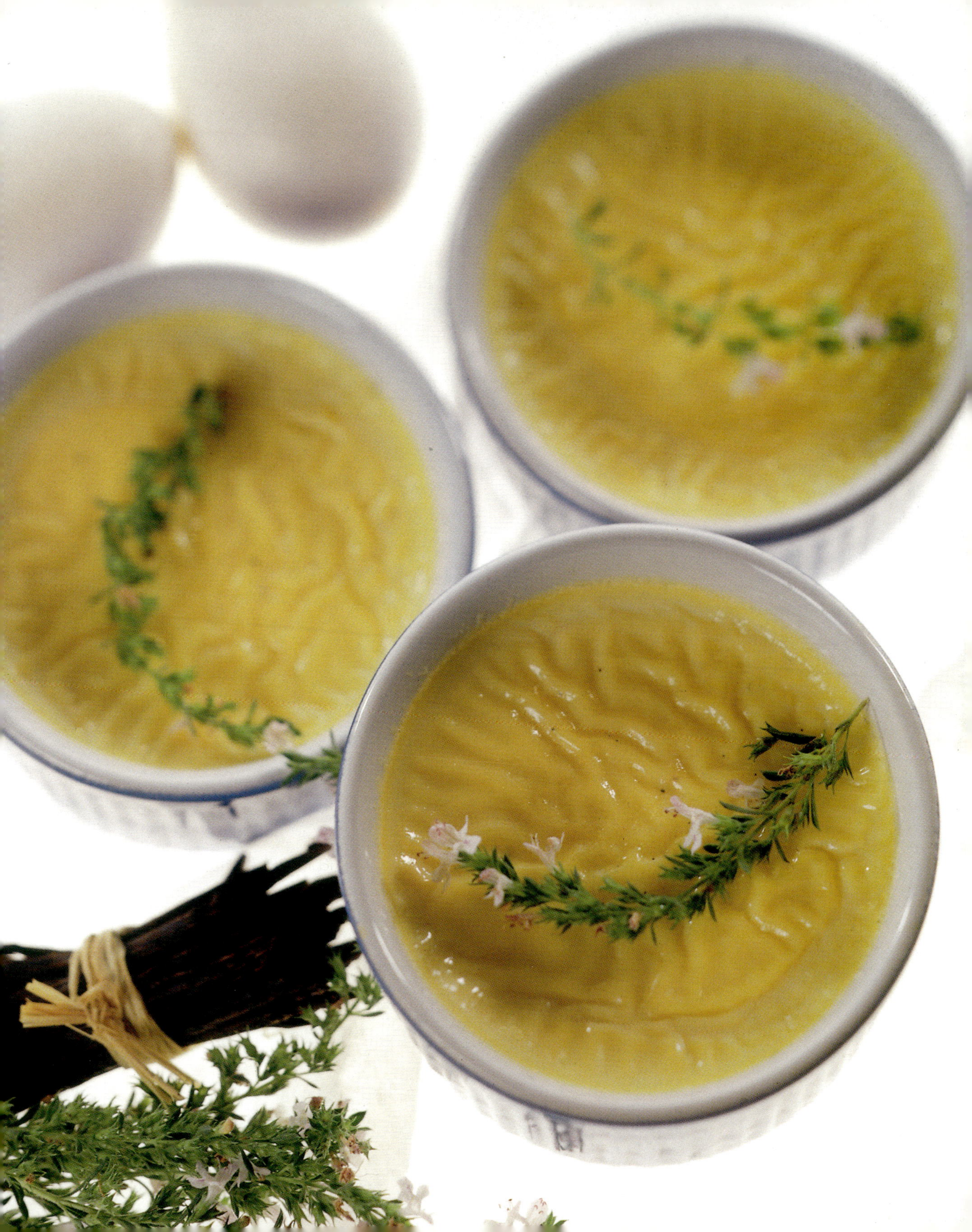

Charlotte aux groseilles

150 kcal/pers.
Lipides : 2 g/pers.

8 pers.
Préparation : 40 min
Cuisson : 5 min
Repos : 5 h

400 g de groseilles bien mûres égrainées
4 feuilles de gélatine alimentaire
1 œuf
5 cuil. à soupe de sucre en poudre
15 cl de lait écrémé
1 cuil. à soupe de cherry
100 g de fromage blanc à 20 % de M.G.
12 boudoirs.

Écraser grossièrement à la fourchette 300 g de groseilles. Couvrir de film alimentaire et réserver au frais. Faire ramollir la gélatine dans de l'eau froide. Séparer le blanc et le jaune d'œuf. Dans un saladier, battre le jaune avec le sucre. Dans une casserole, porter à ébullition le lait additionné de l'alcool. Verser le lait sur le mélange jaune d'œuf-sucre. Reverser le tout dans la casserole. Mettre à cuire en douceur en remuant à l'aide d'une cuillère en bois. Lorsque la crème nappe la cuillère, retirer du feu et incorporer les feuilles de gélatine égouttées. Ajouter la purée de groseilles et mettre à refroidir. Battre le fromage blanc au fouet et l'incorporer délicatement à la crème. Monter le blanc d'œuf en neige ferme et procéder de même. Tapisser un moule à charlotte de boudoirs (en conserver quelques-uns pour constituer ensuite la base de la charlotte). Garnir de crème jusqu'à mi-hauteur. Laisser prendre 1 heure au réfrigérateur. Verser le reste de la crème. Recouvrir avec les boudoirs restants. Laisser prendre 4 heures au réfrigérateur. Démouler la charlotte. Servir chaque part accompagnée de quelques groseilles entières.

DESSERTS

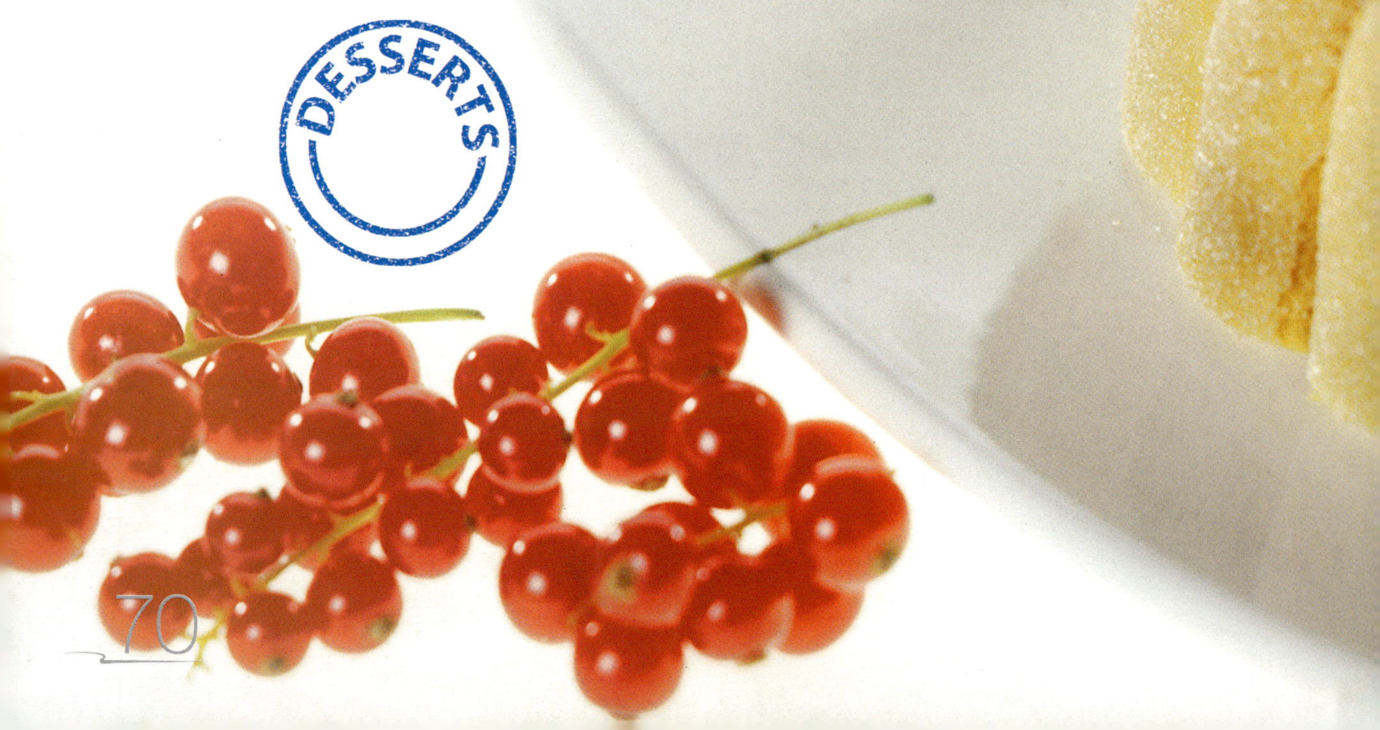

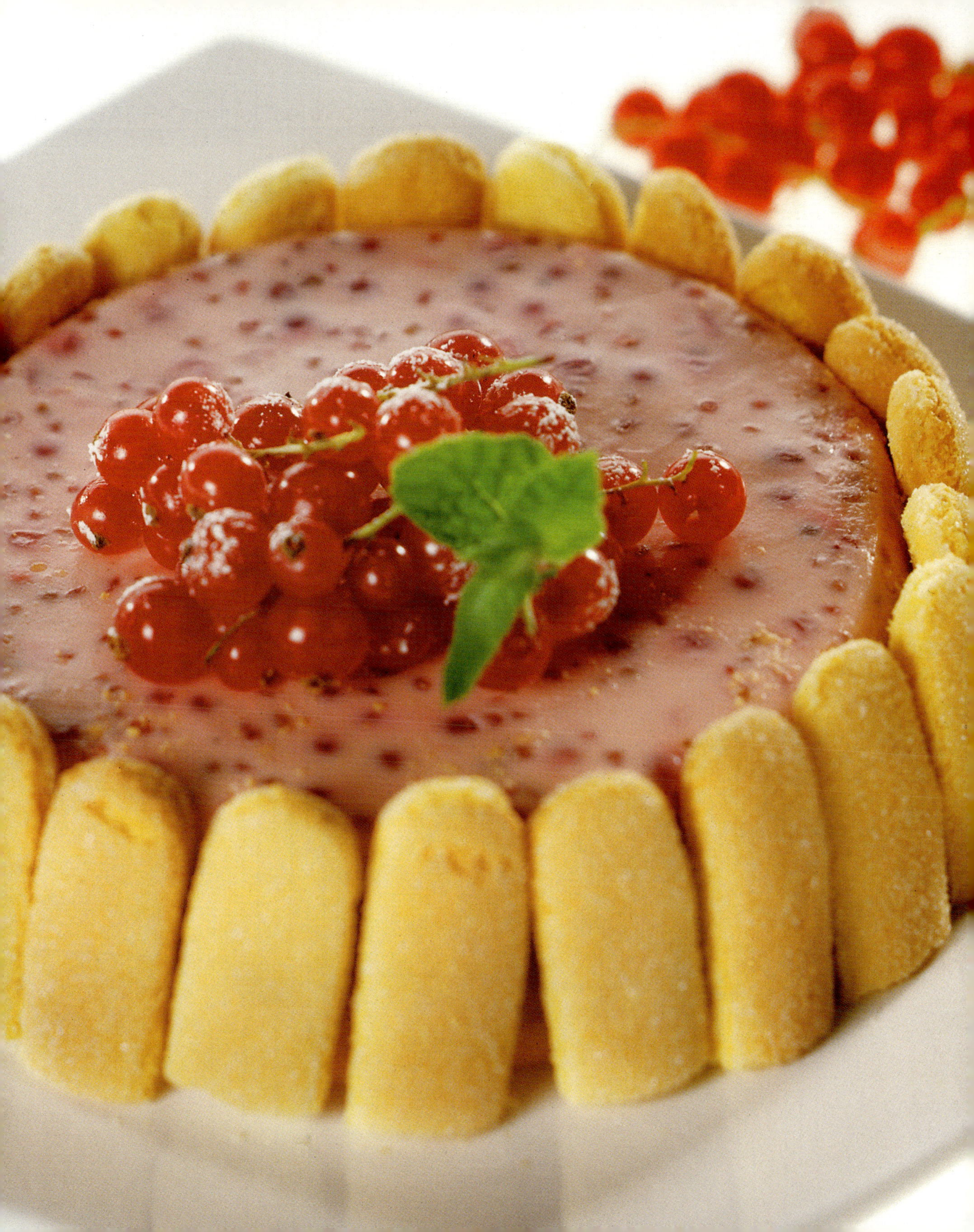

Gâteau tunisien

350 kcal/pers.
Lipides : 9 g/pers.

15 pers.
Préparation : 10 min
Cuisson : 15 min

2 œufs
2 yaourts à la grecque ou bulgares
50 g de semoule de blé dur (grain moyen)
5 cuil. à soupe de confiture d'oranges amères
30 g de beurre
5 feuilles de brick
1 cuil. à soupe de miel.

Dans un saladier, mélanger les œufs, les yaourts, la semoule et la confiture. Faire fondre le beurre et badigeonner les feuilles de brick. Placer 2 feuilles de brick superposées dans le fond d'un moule et verser dessus la préparation. Recouvrir des 3 autres feuilles de brick et fermer l'ensemble de façon à former une sorte de chausson. Faire cuire environ 15 minutes au four, à 210 °C (th. 7). À la sortie, napper de miel à l'aide d'un pinceau et couper en losanges. Laisser refroidir. Servir bien frais.

DESSERTS

Sabayon au citron safrané

300 kcal/pers.
Lipides : 13 g/pers.

4 pers.
Préparation : 15 min
Cuisson : 20 à 25 min

2 grosses oranges
3 citrons jaunes
5 jaunes d'œufs
80 g de sucre en poudre
Quelques étamines de safran.

Presser le jus des oranges et des citrons. Mettre les jaunes d'œufs dans un bol au bain-marie. Les fouetter avec 70 g de sucre jusqu'à ce que la préparation blanchisse. Verser peu à peu le jus des fruits passé dans un tamis. Continuer à travailler jusqu'à ce que la préparation soit épaissie. Ajouter le safran. Laisser refroidir dans des ramequins individuels. Saupoudrer de sucre la surface de chaque ramequin puis mettre le tout à gratiner quelques minutes sous le gril du four.

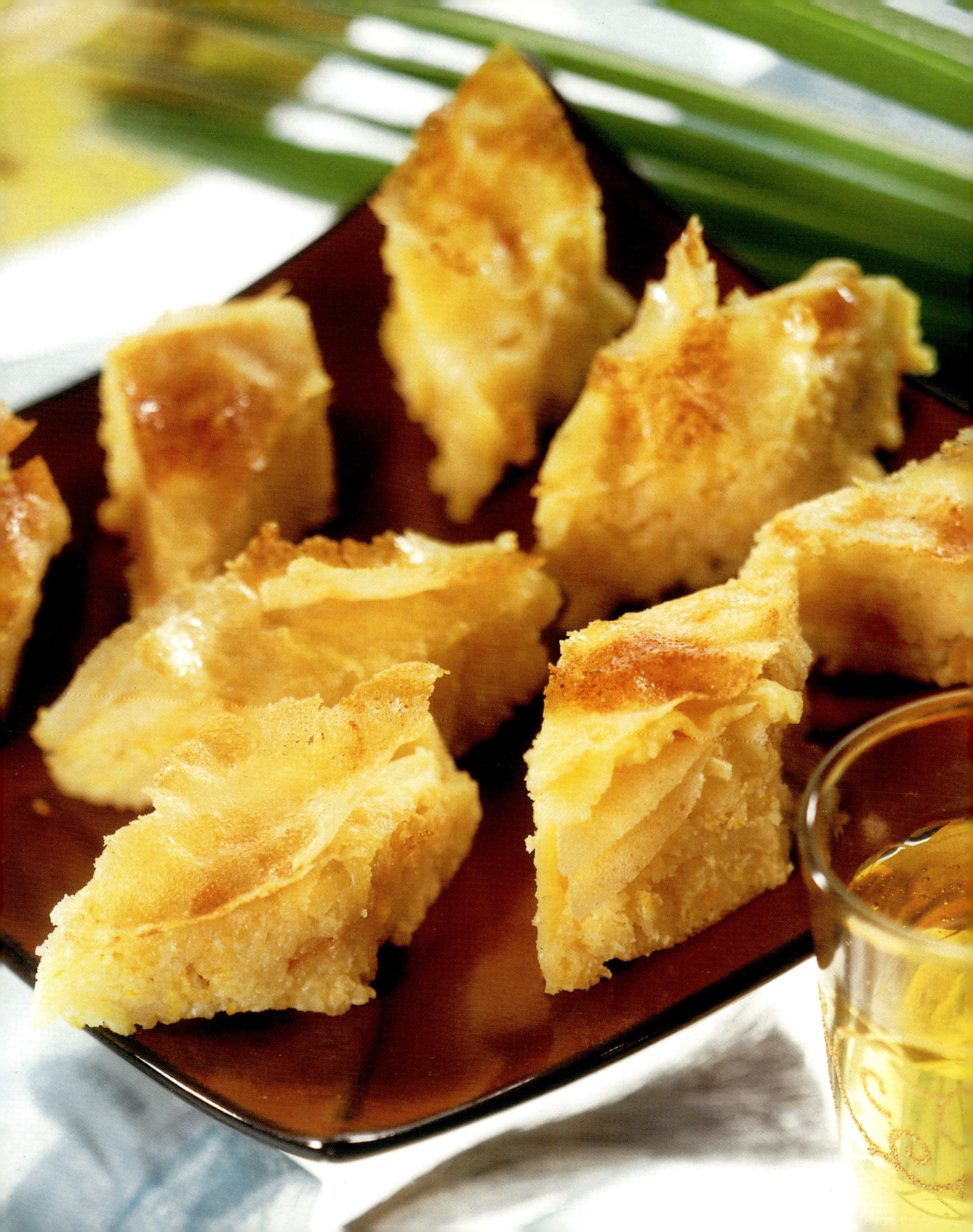

Gâteau léger à la cardamome

250 kcal/pers.
Lipides : 4 g/pers.

4 pers.
Préparation : 10 min
Cuisson : 30 min

Farine
2 œufs
60 g de sucre en poudre
250 g de fromage blanc à 0 % de M.G.
Le zeste de 1 citron non traité
Quelques graines de cardamome fendues
6 cuil. à soupe bombées de fécule de maïs
8 kumquats coupés en deux.

Fariner un moule à cake. Dans un saladier, battre les jaunes d'œufs avec le sucre. Ajouter le fromage blanc, le zeste du citron non traité, la cardamome et la fécule de maïs. Battre les blancs en neige ferme. Les incorporer délicatement au mélange précédent. Disposer une couche de pâte dans le fond du moule et y ajouter les kumquats. Verser le reste de la pâte dessus et faire cuire 30 minutes au four à 210 °C (th. 7).

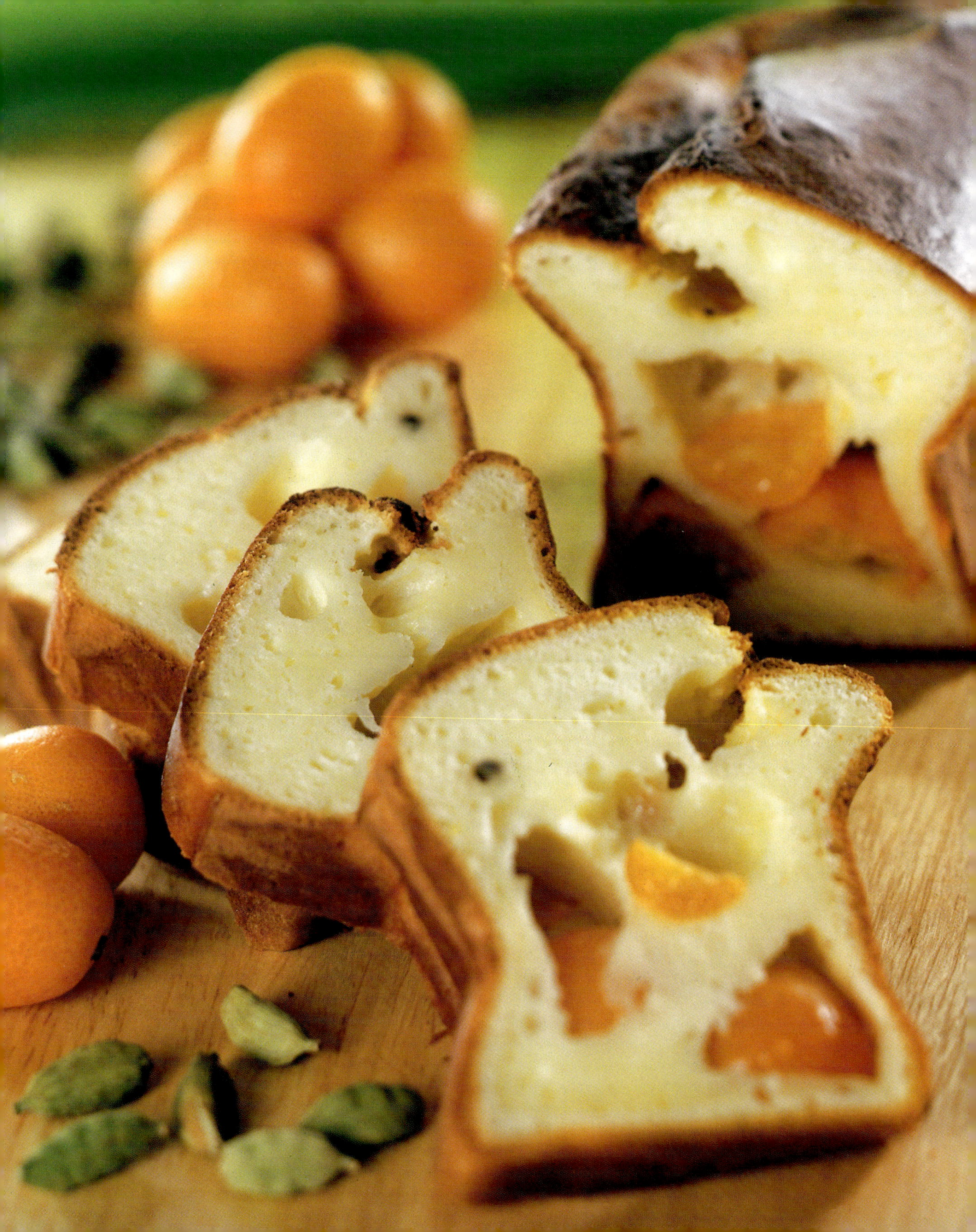

ET SI BOIRE DU VIN AVEC MODÉRATION ÉTAIT BÉNÉFIQUE POUR LA SANTÉ...

Plusieurs études ont montré qu'une consommation quotidienne de vin est excellente pour la santé. Les conclusions montrent que le vin aurait des effets protecteurs contre les maladies cardiovasculaires, contre le cancer, le diabète, l'arthrite et également contre les maladies de dégénérescence du cerveau comme l'Alzheimer.

Une consommation de deux à trois verres de vin rouge par jour, soit environ 30 cl (au maximum !) serait bénéfique sur les différents métabolismes de l'organisme. En effet, l'éthanol (l'alcool) augmente le bon cholestérol, le HDL, réduisant ainsi les risques de maladies cardiovasculaires. Les polyphénols, composés d'antioxydants, et le monoxyde d'azote améliorent la circulation du sang et diminuent les risques de thrombose.

Si le vin peut être bon pour la santé s'il est consommé avec modération, il ne doit pas être considéré comme un médicament. Le danger d'en abuser est bien trop grand et ses effets délétères, trop nombreux pour qu'on puisse tranquillement en encourager une consommation excessive !

Source : salon Vinexpo de Bordeaux organisé par l'Office international de la vigne et du vin (OIV).

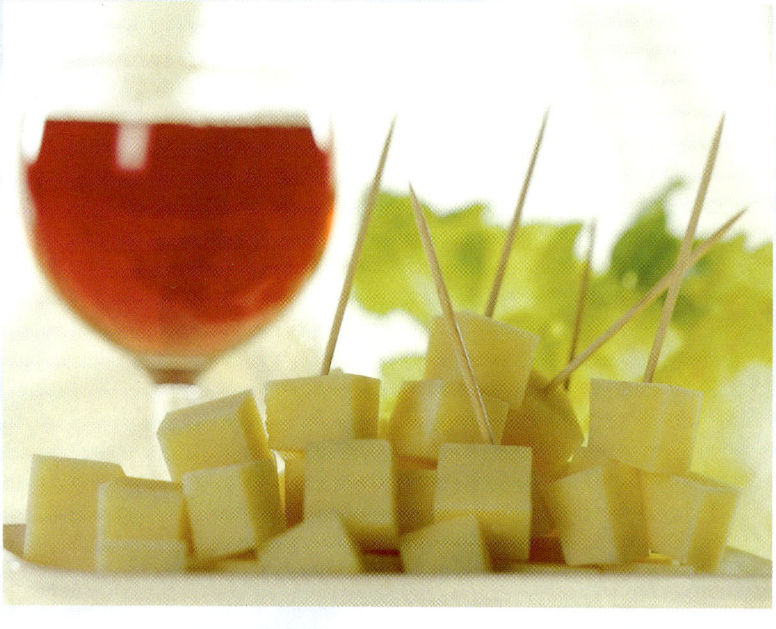

BIBLIOGRAPHIE

Bronner L., Kanter D., Manson J.,
Primary Prevention of Stroke
N Engl J Med. 1995, 333 : 1392-1400.

Castaigne A., Haziza F., Lopes-Darmon M.-E.
Le poids des facteurs de risque est-il le même ? Les résultats des études de prévention primaire et secondaire sont-ils comparables ?,
Arch Mal Cœur et vaisseaux, 1998, 91 : 59-63.

Kang S.
Treatment of Hyperhomocysteinemeia : Physiological Basis,
J Nutr. 1996, 126 : 1373S -1375S.

Nehler M., Taylor Jr. L., Porter J.
Homocysteinemeia as a Risk Factor for Atherosclerosis : a Review
Cardiovasc Pathol, 1997, 6 : 1-9.

Nicolas J.-P., Chango A.
Dérégulation du métabolisme de l'homocystéine et conséquences pour le système vasculaire,
Bull Acad Natle Med, 1997, 181 : 313-331.

Nikiforov S., Valery B., Mamaev B.
The Development of Sex Differences in Cardiovascular Disease Mortality : a Historical Perspective,
Am J of public Health, 1998, 88 : 1348-1353.

Parodi P.
The French Paradox Unmasked : the Role of Folate,
Medical hypotheses, 1997, 49 : 313-318.

Pascal G.
Les Apports Quotidiens recommandés en lipides et en acides gras,
OCL, 1996, 3 : 205-210.

Trichopoulou A. et coll.
Adherence to a Mediterranean Diet and Survival in a Greek Population
N Engl J Med, 2003, 348 : 2599-2608.

Les Polyphénols : la panacée ?
Lettre scientifique IFN, n° 68, septembre 1999.

Table des matières

Dépôt légal 1er trim. 2004 - n° 2 820
Imprimé en U.E.